RAPPORT

DU

DOCTEUR W. BURCK

Directeur adjoint du Jardin botanique de Buitenzorg

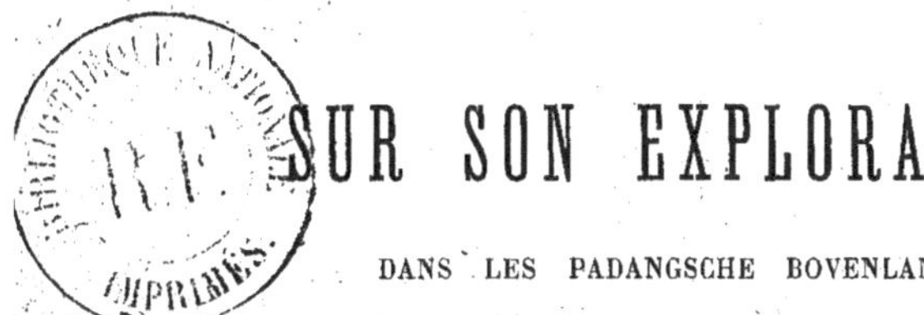

SUR SON EXPLORATION

DANS LES PADANGSCHE BOVENLANDEN

A LA RECHERCHE DES ESPÈCES D'ARBRES

qui produisent la gutta-percha

SAIGON
IMPRIMERIE COLONIALE

—

1885

RAPPORT DU DOCTEUR W. BURCK

directeur adjoint du Jardin botanique de Buitenzorg

SUR SON EXPLORATION DANS LES PADANGSCHE BOVENLANDEN

A LA RECHERCHE DES ESPÈCES D'ARBRES

QUI PRODUISENT LA GUTTA-PERCHA

Avant de communiquer les résultats obtenus dans mon exploration des plateaux supérieurs de Padang, à la recherche des diverses sortes d'arbres produisant la gutta-percha, il me paraît essentiel d'exposer brièvement l'état de nos connaissances touchant l'origine botanique de cet important produit, et d'indiquer les points qui exigent encore des éclaircissements.

Chacun sait que, de même que le caoutchouc, la matière qui porte le nom de gutta-percha, ou getah-pertja, n'est autre chose qu'un suc laiteux solidifié, provenant de quelques arbres par une incision faite dans leur écorce.

La gutta-percha se distingue toutefois, et de premier abord, du caoutchouc par la propriété de devenir molle ou plastique quand elle est plongée dans de l'eau dont la température n'a pas atteint 100° centigrades et de reprendre en se refroidissant sa dureté première. Envoyé pour la première fois en Europe en 1843, ce remarquable produit y a trouvé immédiatement un emploi si considérable dans les diverses branches d'industrie qu'il est, à l'heure présente, regardé comme indispensable.

Le végétal produisant la gutta-percha, resta inconnu jusqu'à l'année 1848 où le voyageur anglais M. Thomas Lobb, qui voyageait comme botaniste pour la maison Veisch, le trouva dans l'île de Singapore.

Par l'intermédiaire de ce voyageur et surtout du docteur Oxley, médecin à Singapore, des branches de cet arbre, portant des fleurs et des feuilles furent envoyées à Sir William Jackson

Hooker qui décrivit la plante et en fit le dessin sous le nom de *Isonandra gutta* (1).

Bientôt parut sur l'arbre et ses produits, ainsi que la manière dont l'indigène l'exploite, une dissertation plus étendue du même docteur Oxley (2), où il soutenait qu'il ne restait de cet arbre, jadis si commun dans l'île de Singapore, que quelques arbrisseaux, depuis que la cognée avait abattu tous les grands arbres. Toutefois les inquiétudes suscitées par la diminution de ce producteur s'amoindrirent lorsque Montgomery qui, en 1843, avait appris à connaître la gutta-percha, et en l'important en Europe, avait attiré sur elle l'attention des industriels, fit savoir qu'on trouvait le même producteur dans la presqu'île de Malacca et à la côte méridionale de Bornéo, où, d'après Sir James Brooke, il était connu sous le nom de *Njatoeh* et disséminé partout dans les forêts de Sarawak.

Sur quelles données reposait cette communication rassurante, c'est ce qu'on ne trouvait déterminé nulle part. Il n'était pas rigoureusement reconnu que le producteur de Malacca et de la côte méridionale de Bornéo fut effectivement identique à celui de Singapore, et l'on n'avait sur l'existence de l'*Isonandra gutta* dans les forêts de Sarawak d'autres données positives que les renseignements fournis par James Brooke.

Le nom de *Njatoeh* n'est pas exclusivement celui d'un végétal particulier, mais il est donné par l'indigène de Bornéo et de Sumatra à tout arbre produisant une matière laiteuse.

Bientôt les produits importés sur les marchés d'Europe sous le nom de gutta-percha, ayant paru de qualité très-différente, on douta que la gutta-percha fût le produit d'un même et unique végétal. Montgomery en distingua trois variétés : la gutta-girek, la gutta-tuban et la gutta-percha ; le docteur Oxley mentionna sept espèces provenant de Bornéo, dont trois produisaient la gutta-tuban et se distinguaient l'une de l'autre par la couleur du bois. En outre les sucs laiteux de ces trois espèces étaient

(1) *London journal of Botany*, 1848, p. 463-465. Voir aussi W. H. de Vriese, *Tuinbouwflora* III, 1856, et : *De handel in getah pertja*, etc., Leiden. Sythoff. 1866.

(2) *Edinb. New. phil. journ.* jan. 1848.

d'une qualité très-différente. Il est évident que ces diverses communications rendaient plus incertaine l'origine botanique du produit en question.

Déjà l'on ne se contentait plus de parler de la gutta-percha, on citait encore d'autres noms sans qu'il parût suffisamment démontré qu'ils eussent quelque rapport avec l'arbre au suc laiteux décrit par Sir William Hooker.

On alla même jusqu'à prétendre que la gutta-tuban était le meilleur produit, et l'on ne cita plus le nom du producteur primitif parmi ceux qui donnaient un produit de bonne qualité. La gutta-tuban n'était pourtant que le produit de différents arbres, se distinguant à la couleur de leur bois.

On ne disait pas non plus si les arbres précités se différenciaient l'un de l'autre sous d'autres rapports ; et l'on peut facilement supposer que ces explications n'avaient d'autre base que les renseignements fournis par les indigènes pour qui de pareils signes de distinction étaient largement suffisants.

De ces recherches on pouvait conclure avec certitude que le produit, connu dans le commerce sous le nom de gutta-percha, n'était pas toujours le suc laiteux provenant de l'arbre *Isonandra gutta Hook.;* mais qu'il pouvait être d'une origine botanique très-différente. D'ailleurs on ignorait l'origine botanique des divers échantillons livrés au commerce. Ces premières communications et explorations faites par les naturalistes anglais précités n'ont pas arrêté les efforts pour éclairer la question : Teysmann, Binnendyk, James Mottley et le professeur de Leyde, de Vriese, pour ne citer qu'eux, ont pris la chose à cœur et ont poursuivi leurs tentatives qui, il faut l'avouer, n'ont produit que peu de résultats.

On rencontre, il est vrai, dans la même famille à laquelle appartient l'*Isonandra gutta Hook.* beaucoup d'arbres qui, par l'incision de leur écorce, produisent un suc laiteux plus ou moins semblable à celui de l'Isonandra ; toutefois, on ne saurait certifier que ces produits identiques à ceux de l'Isonandra aient été réellement répandus dans le commerce, bien plus, on n'était point encore parvenu à désigner, d'après l'échantillon, l'arbre producteur.

Rien de plus vrai que l'observation faite par M. Beauvisage, qui (1), il y a deux ans, a fait une étude très-importante et judicieuse de l'origine botanique de la matière en question : « Dès le début de l'histoire de la gutta-percha, dit-il, nous ne trouvons donc qu'obscurité et confusion, quant à son origine botanique. Cette obscurité et cette confusion ne feront que s'accroître à mesure que nous avancerons dans cette étude. »

Si le problème n'est pas résolu au point de vue botanique, il ne l'est pas davantage au point de vue technique et pratique. Les industriels européens se plaignent avec raison de recevoir différents produits sous le même nom, ou, à l'inverse, de recevoir le même produit sous divers noms. Ce désordre a été poussé si loin que deux industriels ne peuvent s'entendre sur la valeur à assigner à tel échantillon déterminé.

« J'ai demandé tout d'abord, dit Beauvisage, aux industriels quelles étaient les meilleures sortes de gutta-percha. L'un d'eux me désigna comme telles les Macassar, l'autre les Sumatra et quelques Bornéo, l'autre les Bandjermasin, un autre enfin les Singapore ; chacun d'eux accordant peu d'estime au produit que les autres appréciaient davantage ou bien ne le désignant pas sous le même nom. »

Beauvisage crut devoir attribuer la qualité différente des échantillons, offerts sous le même nom aux diverses falsifications et sophistications que subit le produit avant d'arriver au fabricant. Évidemment cette raison est excellente, mais elle n'est ni l'unique ni la principale, à mon avis. Déjà une inspection préalable des nombreux spécimens recueillis par Teysmann dans ses intéressants voyages à travers l'archipel et conservés dans notre herbier, m'avait démontré plus d'une fois qu'une même espèce d'arbre porte une foule de noms indigènes divers, non seulement dans les divers endroits très-éloignés les uns des autres, où l'on rencontre l'arbre à gutta-percha, mais même dans le même district, tandis qu'à l'inverse, on a donné le même nom aux espèces d'arbres les plus différentes.

---

(1) *Contribution à l'étude des origines botaniques de la gutta-percha, Paris 1881.*

Qu'on me permette un exemple ; je reviendrai d'ailleurs là-dessus plus amplement. Un njatoeh balam doerian originaire des plateaux supérieurs de Padang ne diffère pas seulement du njatoeh balam doerian de Bornéo, mais même ceux que l'on trouve désignés par le même nom, dans les divers districts de cette résidence, diffèrent considérablement entre eux tant pour l'origine botanique que pour les propriétés du suc laiteux. Il s'en suit donc que lorsqu'un fabricant achète une quantité de gutta balam doerian, sorte qu'il a mise en œuvre naguère et qui lui a paru d'une qualité excellente, il n'a pas la moindre certitude que son nouvel achat possède les mêmes qualités que le précédent, bien qu'il porte le même nom et provienne du même endroit. Toutefois on ne serait pas justifié à attribuer à la falsification cette différence dans la qualité du produit.

Les spécimens desséchés, conservés au musée, étaient trop incomplets pour qu'on pût avec certitude déterminer une seule espèce. Il n'y avait ni fleurs ni fruits, si nécessaires à la détermination exacte, et en outre, point d'indice pouvant servir à préciser la valeur du produit.

Nous n'avions pas non plus d'échantillons propres à nous éclairer sur sa signification technique. Il est vrai qu'au commencement de l'année précédente, sur l'invitation faite par le Directeur aux fonctionnaires du département de l'Intérieur, résidant à Banka et à Sumatra, le Jardin botanique avait reçu quelques envois de végétaux producteurs, ainsi que leurs produits.

Bien que ces envois témoignassent de soins minutieux et fissent faire aux recherches un pas important ils ne purent cependant diminuer la confusion; des spécimens séchés, rangés sous le même nom, originaires de divers endroits, parurent représenter des espèces différentes tandis que d'autres fois, comme nous l'avons dit plus haut, une seule espèce portait divers noms indigènes.

L'herbier en outre laissait beaucoup à désirer; comme les fleurs et les fruits y manquaient, il ne fallait pas songer à distinguer et à décrire exactement les plantes, d'autant que dans le genre Dichopsis *(Isonandra Hook.)* comme chez beaucoup de plantes tropicales, les feuilles des différentes espèces sont tellement semblables que l'on commettrait les plus grossières méprises en concluant à l'identité des espèces par suite de la ressemblance des feuilles. Il est arrivé plus d'une fois que les feuilles de deux plantes étaient parfaitement identiques tandis que les échantillons du produit étaient de qualité trop différente pour permettre de conclure qu'ils provenaient de la même espèce.

Ce qu'il y a eu d'incomplet dans les divers spécimens ne peut être attribué au manque de soins ; même dans les herbiers les plus renommés d'Europe, on ne trouve pas d'exemplaires complets du producteur de la gutta-percha.

Il y a deux ans, MM. Beauvisage et Baillon qui s'étaient donné beaucoup de peine pour se procurer un seul spécimen complet de l'espèce la mieux connue de toutes : le *Dichopsis gutta Benth. (Isonandra gutta Hook.)*, n'ont pu y réussir. L'exemplaire authentique du British Museum, cédé au professeur Baillon pour être livré à son examen, ne possédait ni fleurs écloses, ni fruits mûrs. Il en était de même de l'exemplaire original décrit par Sir William Hooker. Ces empêchements proviennent évidemment de la difficulté de se procurer un spécimen complet dans toutes ses parties ; d'après mes observations particulières, ces arbres ne fleurissent tout au plus qu'une fois par an, sans donner à la fois leurs fleurs et leurs fruits. En outre les fleurs petites et à peine visibles contrastent avec la hauteur considérable de l'arbre de sorte que d'en bas l'œil peut à peine constater la floraison.

Je suis plus que jamais convaincu que la principale cause de ces empêchements consiste en ce que la plupart des arbres de toute espèce produisant une gutta de bonne qualité ont été abattus ; ce n'est que très rarement qu'on en voit dans les forêts un exemplaire adulte.

Les arbres à gutta-percha doivent avoir atteint un âge assez avancé avant d'entrer en floraison et d'être arrivés à une croissance complète. Les envois faits de Banka et de Sumatra par les fonctionnaires du Département de l'intérieur ont pu éclairer la question sur la valeur technique du produit, et prouver que la bonne gutta-percha n'a pas besoin d'être, comme on le pensait généralement, le produit du *Dichopsis gutta Benth.* Mais quant à l'origine botanique des produits livrés au commerce, tout est resté dans une profonde obscurité. Un fait très remarquable à mentionner c'est que ni parmi ces plantes envoyées, ni dans la grande collection conservée dans notre herbier, on ne trouvait la plante qui, suivant l'opinion générale, était la véritable plante-mère de la gutta-percha, répandue partout dans notre archipel. Dans le cours de l'année précédente le Directeur du département des Travaux publics invita les fonctionnaires placés sous ses ordres à envoyer une seconde collection d'échantillons; beaucoup de ceux-ci provenaient de districts qui n'avaient fourni aucun spécimen à l'herbier du Jardin botanique. Cette collection fut remise à l'Inspecteur général des postes et du service télégraphique à Batavia, et envoyée par lui à l'exposition internationale coloniale et d'exportation d'Amsterdam.

C'est à la bienveillance du même inspecteur que le Jardin botanique doit de posséder des exemplaires en double de ces échantillons.

Il est toutefois à regretter qu'à cette collection on n'ait point ajouté un herbier à l'aide duquel on aurait pu constater l'origine botanique des échantillons. Quelle que fût l'importance de cette collection, elle ne pouvait servir qu'à prouver la quantité remarquable des producteurs de la gutta-percha, mais elle n'avait pas fait faire à la science un pas en avant.

C'est ainsi que le Jardin botanique possédait une nombreuse collection de spécimens desséchés provenant des végétaux donnant la gutta-percha sans avoir en même temps les échantillons de leurs produits; et une grande collection d'échantillons de gutta-percha sans les spécimens botaniques; quelques envois cependant se composaient à la fois de spécimens et d'échantillons, mais ils ne s'accordaient ni avec le nom du végétal ni avec la qualité du produit. Nous n'entrerons pas en plus de détails relativement à ce sujet; nous y reviendrons à propos de la description des espèces.

L'état actuel de cette importante question peut se résumer de la manière suivante :

Les échantillons de gutta-percha sont répandus dans le commerce en quantité considérable, Quelle que soit cette quantité il est impossible, à l'heure présente, de déterminer l'origine botanique d'un seul de ces échantillons. Le *Dichopsis gutta Benth. (Isonandra gutta Hook.)* lui-même, la seule espèce d'arbre produisant la gutta-percha, dont on avait envoyé en Europe des spécimens botaniques en même temps que le produit n'a pu être, jusqu'à présent, exactement et complètement décrit, parce qu'aucun savant n'en a vu ni les fruits, ni les graines dans leur maturité. De même, personne ne peut en ce moment affirmer avec certitude l'origine de tel ou tel produit livré au commerce. J'irai plus loin en osant soutenir (je le prouverai plus tard) que cet arbre n'a été trouvé jusqu'à présent nulle part qu'à Singapore, et que depuis qu'il a disparu des forêts de Singapore, par suite de l'exploitation insensée faite par les indigènes, personne n'est en état de répondre affirmativement à la question : « Pourrait-on retrouver le Dichopsis gutta, quelque part, à l'état sauvage ? »

ESPÈCES D'ARBRES

PRODUISANT LA GUTTA-PERCHA ET LE CAOUTCHOUC

trouvées dans mes explorations à Sumatra.

CIRCONSCRIPTION L KOTA'S.

SUBDIVISION L KOTA'S.

Njatoeh balam laboeai........................	Ampaloo. (Halaban.)
Njatoeh balam baringin......................	*Idem.*
Njatoeh balam tembaga......................	*Idem.*
Njatoeh balam doerian.......................	*Idem.*
Njatoeh balam soesoen......................	*Idem.*
Njatoeh balam ampaloo......................	*Idem.*
Njatoeh balam selindit.......................	*Idem.*
Njatoeh balam soedoe-soedoe.....	*Idem.*
Njatoeh balam Bindaloe (Pindaloe).............	Mont Sagoh.
Njatoeh balam pipit..........................	Pajakombo.
Njatoeh boenga tandjong..	Ampaloo. (Halaban.)
Njatoeh balam pisang........................	*Idem.*
Ngarit djankeh..............................	*Idem.*
Kiara djengang (Kajoe aro)..................	*Idem.*
Koebang tenkeh............................	*Idem.*
Kadjai battang..............................	*Idem.*

SUBDIVISIONS PANGKALAN, KOTA BAROE, XII KOTA KAMPAR ET GLOEGOER.

Njatoeh balam soendai (sandai, soentei)........	Tandjoeng balik.
Njatoeh balam..............................	Gloegoer.
Njatoeh balam tembaga......................	*Idem.*
Njatoeh balam..............................	*Idem.*
Njatoeh balam sirah (merah)..................	Tandjoeng balik.
Njatoeh balam tembaga......................	*Idem.*
Njatoeh simeuey......	Pangkalan kapas.

SUBDIVISIONS POEAR DATAR ET MAHI.

Njatoeh balam tembaga.................	Poear.
Njatoeh balam...................	Bahroe goenoeng.
Njatoeh balam tembaga.....................	Kota toea.

CIRCONSCRIPTION **XIII** ET **IX** KOTA'S.

SUBDIVISION DE SOEPAJANG.

Njatoeh balam doerian	Ajer boesoeq.
Njatoeh balam tembaga	*Idem.*
Njatoeh balam pipit	*Idem.*
Kadjaï soedoe soedoe	*Idem.*
Njatoeh pinaga ou poenaga	*Idem.*
Ngarit gagang sirih	*Idem.*
Ngarit pipis	*Idem.*
Getah gitan	*Idem.*

CIRCONSCRIPTION BATIPOE ET **X** KOTA'S.

Njatoeh balam soegi soegi	Singalang.
Njatoeh balam soedoe soedoe	*Idem.*
Njatoeh toempanek	*Idem.*
Tjoebadaq aï (Nangka oetan)	*Idem.*
Njatoeh pinaga ou pertja	*Idem.*

CIRCONSCRIPTION PRIAMAN (TERRES BASSES DE PADANG).

SUBDIVISION DE KAJOE TANAM.

Njatoeh balam tembaga	Andoering.
Njatoeh balam doerian	*Idem.*
Njatoeh palapa	Goegoe.
Njatoeh soedoe soedoe	*Idem.*
Njatoeh balam bringin	*Idem.*

J'ai remarqué que l'indigène désigne en général l'arbre au suc laiteux par les noms de *njatoeh balam* ou de *kajoe balam* ou simplement de *njatoeh*, de sorte que ce mot n'indique pas une espèce spéciale mais n'est qu'une dénomination générale. Le suc laiteux figé est appelé *getah balam* ou simplement *getah*.

Dans les districts où la population s'occupe peu de l'exploitation de la gutta, les diverses espèces restent sans désignation spéciale, comme à Gloegoer, par exemple.

Ailleurs, le nom placé après njatoeh balam désigne une sorte particulière. Parmi les sortes de gutta que nous avons énoncées plus haut, il y en a beaucoup qui doivent être considérées comme étant du caoutchouc, et peuvent par là rester hors de discussion : tel sont les ngarit, kadjaï, koebang, gitan etc. D'autres fournissent un produit trop friable, quelques-unes un suc trop gluant, qui ne peut être, soit seul, soit mêlé avec d'autres sortes, employé dans l'industrie que comme glu : telles sont les tjoebadaq aï, pinaga, getah soegi-soegi, etc.

Dans la liste que nous venons de donner le même nom est plusieurs fois répété ; l'on se tromperait cependant en croyant qu'il désigne dans tous les cas le produit d'un même arbre. Les trois espèces de njatoeh balam doerian, qu'on trouve dans la liste représentent autant d'arbres différents. C'est ainsi que le njatoeh balam tembaga du district Soepayang est un tout autre producteur que celui qui porte le même nom dans les divers districts des L Kota's ou de Kajoe Tanam. Par là nous voyons se confirmer ce que la recherche préalable faite dans l'herbier du jardin botanique avait déjà mis en lumière, c'est-à-dire qu'on a donné le même nom à des producteurs différents, ou bien à l'inverse que le même arbre porte différents noms en diverses localités et quelquefois dans la même forêt.

C'est ainsi que le njatoeh balam soesoen de Halaban, district L Kota's, et le njatoeh balam sirah ou merah de Pangkalan sont à tous égards semblables au njatoeh balam tembaga de tous les districts des L Kota's et de Kajoe Tanam.

En outre, je crois pouvoir affirmer que dans beaucoup de localités on donne à la même espèce d'arbre le nom de njatoeh balam bringin, tandis qu'on l'appelle njatoeh balam soendai (soentaï, sandaï) à Pangkalan et njatoeh balam pipit à Soepayang.

Si nous admettons ces différences d'appellations d'une part, si de l'autre nous mettons hors de cause le caoutchouc et les espèces produisant la glu, nous aurons la liste suivante des producteurs de la gutta-percha :

1.	Njatoeh balam tembaga	(Soesoen, sirah, merah).
2.	Njatoeh balam bringin.............	(Pipit, sandai, soendai).
3.	Njatoeh balam doerian.....	District L Kota's.
4.	Njatoeh balam doerian.............	District Soepayang.
5.	Njatoeh balam doerian.............	District Kajoe tanam.
6.	Njatoeh balam tembaga............	District Soepayang.
7.	Njatoeh bindaloe (Pindaloe).........	(Njatoeh balam pisang).
8.	Njatoeh balam selindit.............	»

9. Njatoeh balam pipit..............	»
10. Njatoeh balam....................	District Pocar datar.
11. Njatoeh balam....................	District Pangkalan (Gloegoer).
12. Njatoeh balam....................	*Idem.*
13. Njatoeh balam laboeai............	»
14. Njatoeh balam ampaloe...........	»

De ces 14 espèces de producteurs de la gutta-percha rencontrées sur les plateaux supérieurs de Padang, les deux premières méritent, au point de vue technique, une mention spéciale et une discussion étendue. Quant aux autres qui ne donnent qu'un produit de qualité inférieure, nous nous contenterons de les mentionner sans nous y arrêter. Toutefois, comme espèces inconnues, elles sont importantes au point de vue botanique, et je me propose de les étudier amplement dans une des prochaines livraisons des *Annales du jardin botanique de Buitenzorg.*

Njatoeh Balam Tembaga.

C'est certainement de tous les njatoeh balam, rencontrés sur les plateaux supérieurs de Padang, celui qui donne le meilleur suc. Cet arbre est peu connu des botanistes, et nul d'entre eux n'en a jamais observé les fleurs, les fruits, ou les graines. Il est hors de doute que c'est la même plante que le professeur de Vriese a regardé comme une variété de l'*Isonandra gutta Hook.*, mentionné plus haut. Le jeune plant, confié aux recherches du professeur de Vriese provenait de Bornéo, et fut cultivé dans le jardin accadémique de Leyde. Bien qu'il n'en connût ni la fleur, ni le fruit, ce professeur lui trouva des propriétés analogues à celles du producteur de Singapore; mais comme il y avait une différence dans la forme de la feuille (et la feuille était le seul élément qui pût servir à la détermination scientifique), il l'envoya au Directeur des jardins royaux de Kew pour que son identité y fût constatée.

Sir William Hooker déclara que le végétal en question appartenait réellement au producteur de la vraie gutta-percha et *que la feuille seule s'écartait par la forme* des spécimens de Singapore. Ce jugement donna lieu au professeur de Vriese de décrire le plant du jardin de Leyde comme étant une variété de l'*Isonandra gutta Hook.*, variété *oblongifolia de Vriese.* (1)

Beauvisage, dans sa *Contribution à l'étude des origines botaniques de la gutta-percha*, a déjà signalé l'impossibilité d'admettre qu'un végétal inconnu est une variété d'un autre, lorsque les spécimens soumis aux recherches sont aussi incomplets : d'après sa conviction, le plant du jardin académique de Leyde ne pouvait être une variété de l'espèce de Singapore. Toutefois comme Beauvisage n'était pas en possession des fleurs, des fruits et des graines de cet arbre, il lui était impossible de voir ses doutes confirmés.

Nous partageons l'opinion de Beauvisage et nous ajouterons que rien ne prouve que le professeur de Vriese ou Sir William Hooker aient su si ce plant produisait réellement la gutta-percha. En effet de Vriese ne mentionne nulle part qu'il en ait vu le produit; l'exemplaire du jardin de Leyde était trop jeune pour produire une quantité suffisante de suc laiteux et n'a certainement pas été exploité dans ce but; en outre le Directeur des jardins de Kew assurait au professeur de Vriese que toute la gutta-percha employée dans les fabriques provient de l'arbre décrit et dessiné dans le *Journal of Botany*.

Lorsque Teysmann, dans ses voyages d'exploration à la côte occidentale de Sumatra, eut découvert ce producteur sous le nom de njatoeh balam tembaga, il en envoya un spécimen au professeur Miquel pour que celui-ci pût le déterminer; Miquel le nomma *Isonandra gutta* variété *B. Sumatrana* Miq. sans que rien justifiât ce changement de nom.

La branche en feuilles que de Vriese a représentée dans sa flore d'horticulture *(Tuinbouwflora)* (2) est à tous égards semblable à celle de l'arbre cultivé dans le Jardin botanique de

---

(1) W. H. de Vriese. *De Getah pertja boomen van Nederlandsch oost Indiën. eene populaire en wetenschappelijke beschouwing.* Tuinbouwflora. III. 1856. pp. 225-226. — *De handel in getah pertjah door den oorsprong dezer stof toegelicht.* Leiden. Sythoff. 1856.

(2) Les autres figures de la même planche n'ont aucun rapport avec ce végétal, mais ont été prises au *Hooker's journal of Botany*, Pl XVI, où se trouve représenté le vrai Isonandra gutta.

Buitenzorg. Toutefois ce dernier est encore trop jeune pour produire des fleurs et des fruits.

Dans mes recherches à l'herbier j'avais déjà constaté que le même végétal se rencontrait en bien des localités à Sumatra et à Bornéo, mais les spécimens incomplets m'avaient empêché de le déterminer avec précision; en outre, le manque du produit rendait indécise la question de savoir si cet arbre, désigné tantôt sous le nom de njatoeh balam tembaga tantôt sous ceux de njatoeh balam, de njatoeh doerian était effectivement le producteur d'une gutta-percha de bonne qualité.

La question fit un grand pas lorsque le Jardin botanique se trouva en possession des collections recueillies par les fonctionnaires du Gouvernement à la côte occidentale de Sumatra; nous retrouvions la même plante dans la plupart des collections, portant, il est vrai, différents noms indigènes, mais facilement reconnaissable, dès lors on pouvait porter un jugement préalable sur la qualité du produit.

Cependant il restait à décider si ce producteur devait être considéré comme une variété de l'espèce connue, rencontrée à Sumatra et à Bornéo, ou bien comme une nouvelle espèce du même genre. Si ce produit se trouvait être réellement de bonne qualité, il était de la plus haute importance d'apprendre à connaître le producteur, et de s'en procurer des graines ou des plants.

J'ai réussi à les rencontrer dans les localités les plus diverses des plateaux supérieurs de Padang. Un examen exact fait à toutes les périodes du développement, depuis le germe jusqu'à l'état adulte, m'a mis en état d'en faire une description complète. Ces recherches sont d'autant plus importantes qu'elles ont prouvé que l'arbre en question donnait le meilleur produit parmi tous les arbres à gutta-percha trouvés dans les régions supérieures de Padang, et que cette gutta-percha se trouvait la meilleure de toutes les sortes livrées au commerce et à l'industrie.

En inspectant les fleurs que j'avais réussi à me procurer, et en établissant, pour la détermination scientifique, une comparaison de leurs principaux organes avec ceux de l'arbre de Singapore, il me parut que ce n'était pas en effet une variété du *Dichopsis gutta (Isonandra gutta Hook.)* mais une tout autre espèce jusqu'ici inconnue appartenant au même genre. Plus familiarisé dès lors avec les différences de formes dans les feuilles, différences notables selon que les feuilles sont prises sur un jeune arbre ou du milieu de la cime d'un adulte, je me suis livré à de nouvelles recherches sur les exemplaires de notre herbier, et j'ai reconnu que plusieurs d'entre eux, considérés auparavant par moi comme appartenant à des espèces différentes, à cause de la dissemblance des feuilles, appartiennent en effet à la même espèce. Voici une liste des diverses localités où la plante a été trouvée et les noms que les indigènes lui ont donnés :

Njatoeh balam tembaga................	Ampaloo (Halaban), — Kajoe tanam,— Gloegoer,—Tandjoeng balik,—Kapoer nan IX,— Poear datar, — Priaman *(Herbarium Steinmetz 1852)*,— Loeboek-alei (Teysmann),— Moearah laboeh.
Njatoeh balam sirah....................	Tandjoeng balik.
Njatoeh balam merah..................	Tandjoeng balik.
Njatoeh balam soesoen................	Ampaloo (Halaban), — Loeboeq kilangan (?).
Njatoeh balam pisang..................	District Painan, sous-district Balei selassi.
Njatoeh balam doerian.................	Herbier n° 14600 (Bornéo), 14608 (Bornéo).
Njatoeh balam abang...................	Palembang.
Une plante sans nom indigène apportée de Riouw par Teysmann.	

Il convient encore d'ajouter à cette liste, selon Beauvisage, le producteur appelé *gueutta taban merah*, apporté de Malacca par M. Brau de Saint-Pol Lias.

Je propose de donner à la plante le nom de *Dichopsis oblongifolia;* la description suivante mettra en lumière ses caractères spécifiques.

Dichopsis oblongifolia (Isonandra gutta, variété oblongifolia *de Vriese, Tuinbouw-Flora*, 1856, vol. III; Isonandra gutta, variété B. sumatrana Miq., *Flora Ned. Ind.*, vol. III, p. 1058).

Feuilles à longs pétioles, oblongues, coriaces, se terminant en une longue pointe aiguë, luisantes et d'une couleur dorée sur la face inférieure paralléli-nerviées à plus de 20 fines nervures. Fleurs aux aisselles des feuilles en cymes dichotomiques comprenant chacune 6 fleurs, pédoncules courts, étamines au nombre de 12, filets tous de la même longueur. (Se distingue de l'Isonandra gutta par la forme des feuilles et par les dimensions et la forme des fleurs.)

Description.

Arbre à suc laiteux, variant entre 60 et 70 pieds de hauteur; les plus jeunes rameaux sont ronds et couverts de petits poils fins. Feuilles alternes, coriaces, oblongues, entières, se terminant en une longue pointe aiguë, se rétrécissant vers la base en un long pétiole, penni-nerviées à plus de 20 nervures parallèles horizontales; nervures fines, peu proéminentes. Les feuilles des jeunes arbres et celles des branches inférieures des troncs plus âgés sont considérablement plus grandes, longues jusqu'à 22 centimètres et larges de 7 centimètres et demi, à forme régulièrement oblongue, se rétrécissant petit à petit, tant vers le sommet que vers la base, et se terminant à l'extrémité en une pointe plus longue; les feuilles d'arbres plus âgés se rétrécissant plus rapidement vers la base, à partir du milieu; chez toutes ces feuilles, la face supérieure est verte et la face inférieure est munie de petits poils courts et fins formant un duvet doré persistant. Fleurs pédonculées aux aisselles des feuilles en cymes dichotomiques comprenant chacune six fleurs. Ces pédoncules sont très courts; calice cupuliforme; pédoncule se rattachant au calice par un élargissement subit. Le calice est profondément divisé en 6 parties, trois divisions externes, triangulaires, obtuses, pubescentes d'un brun rougâtre, et trois divisions internes plus petites, alternes avec les précédents. Corolle étoilée, à tube plus long que le calice, limbe à six divisions ovales, obtuses, horizontales, blanches. Étamines au nombre de 12, insérées sur le tube de la corolle, filets tous de la même longueur, filiformes, plus courts que les divisions de la corolle; anthères ovoïdes, atténuées vers le haut; ovaire à six loges, chaque loge renferme un ovule; style plus long que les étamines et les divisions de la corolle, filiforme, s'élevant au-dessus de la corolle avant l'épanouissement de la fleur; stigmate obtus. Fruit garni du calice persistant.

CONDITIONS POUR LA CROISSANCE ET LA MÉTHODE DE MULTIPLICATION DE L'ARBRE.

Le njatoeh balam tembaga se rencontre en assez grand nombre et à diverses altitudes dans les plateaux de Padang. On le trouve dans les forêts vierges toujours humides où le sol est riche en humus et sur des terrains en pente. Les arbres à gutta-percha se rencontrent rarement en nombre dans un voisinage immédiat; la plupart sont à de grandes distances l'un de l'autre et disséminés parmi d'autres arbres de la forêt. Les exemplaires adultes sont devenus très rares. Dans les bois d'Andoering, district Kajoe Tanam, d'Ampaloo dans les Laras Halaban, de Pocar datar, de Laras Kapoer nan Sambilan, près de Kota Toea et de Loeboeq alei, ainsi qu'en Pangkalan, où l'on trouve partout le njatoeh balam tembaga, j'ai cherché en vain un pied assez âgé pour porter des fleurs et des fruits. On voyait de tous côtés d'énormes troncs abattus, et l'on m'a certifié que dans les laras Sidjoeng-joeng où la population indigène se livre à l'exploitation de la gutta-percha, on ne trouverait plus un seul arbre adulte.

Ce n'est que dans les bois étendus, situés entre Sialang et Gloegoer, et dans cette partie peu peuplée des plateaux supérieurs de Padang, soumise récemment à l'autorité néerlandaise, que j'ai réussi, après six journées d'exploration à rencontrer un unique exemplaire adulte en pleine floraison dont j'ai pu recueillir les fleurs et les boutons.

Tout en voyant ainsi d'une part mes efforts couronnés de succès, je dus renoncer à l'espoir de recueillir une quantité suffisante de graines mûres, puisqu'il fallait attendre encore cinq ou six mois pour s'en procurer. Lorsque ma certitude fut établie à cet égard, je fis rassembler le plus grand nombre possible de jeunes plants pour les faire transporter à Buitenzorg dans des caisses dites de Ward. Un grand nombre, par suite de la transplantation et du transport, ont succombé en route; c'est à peine s'il en restait soixante-quinze en vie à mon arrivée à Buitenzorg.

M. de Waal, contrôleur du district qui, dans mes explorations à Gloegoer, m'a prêté un concours aussi utile qu'actif, m'a promis de me faire parvenir un grand nombre de graines à l'époque de la maturité des fruits. L'année précédente, on avait essayé au Jardin botanique de multiplier par bouture les producteurs de gutta-percha, ces essais n'avaient abouti qu'à des résultats négatifs. Je crus toutefois qu'il me fallait renouveler ces tentatives sur le njatoeh dans la localité même et dans des conditions les plus naturelles : toutes mes boutures ont péri jusqu'à trois fois. Il ne fallait pas songer, en voyage, à essayer ce genre de marcottes, connu sous le nom indigène de *tjangkokkans,* pour multiplier les sujets. Ce procédé est maintenant appliqué au Jardin botanique, et dans quelques semaines on pourra en publier les résultats.

Les 75 jeunes plantes transplantées au jardin de Tjikeumeuh peuvent devenir le commencement d'une plantation considérable, qui s'augmentera encore après réception des graines attendues de Gloegoer. Outre ces plantes et graines provenant des plateaux supérieurs de Padang, il existe encore une autre localité, dont on peut attendre bientôt une abondance de graines mûres. Déjà, d'après une communication de l'Assistant résident de Poerwokerto, le hameau Bloran, ressortant de la dessa Tipar, district Djamboe, possède une plantation de 77 arbres, reste de 400 pieds qui furent plantés le 21 août 1856. D'après les communications dues à l'obligeance de l'assistant résident Kist et de M. Niclou, jadis commandant du poste maintenant abandonné de Zorg, il paraît que ces pieds faisaient partie d'une collection de plantes du même M. Niclou ; ils avaient été apportés de la côte occidentale de Bornéo, le 3 mars 1856, par les soins du lieutenant-colonel Andriessen. Teysmann avait annoncé que ces plants de njatoeh, au nombre de 2,000, étaient arrivés sains et saufs au jardin de Buitenzorg et que, sur sa proposition, on en avait envoyé des exemplaires aux résidents de Bantam et des Préanger pour y être plantés dans des terrains convenables. De ces 2,000 plants, 400 furent expédiés au contrôleur de Poerwokerto, et 77 ont survécu, ayant l'air bien chétifs, selon le dire de M. Kist. Quant aux 1,600 autres plants, je n'ai pu apprendre ce qu'ils sont devenus.

Les feuilles que je reçus de Poerwokerto me démontrèrent

bientôt que ce njatoeh de Bornéo était très probablement la même plante que le professeur de Vriese avait décrite comme étant l'*Isonandra gutta,* variété *oblongifolia.* Après mon retour de Sumatra j'ai pu comparer les fleurs conservées dans l'esprit-de-vin que nous avait envoyées M. Kist avec celles que j'avais apportées de Gloegoer, et j'eus le plaisir de constater leur identité. Les arbres de Bloran, âgés maintenant de 28 ans, ont déjà donné des graines; ils en donneront encore en assez grande quantité pour une plantation en grand sur un terrain apte à leur développement.

PRODUIT.

La gutta-percha fournie par le *Dichopsis oblongifolia* est excellente sous le rapport de l'homogénéité et de la solidité. Débarrassée des parcelles d'écorce et de bois, elle devient très élastique et peut se plier facilement sans se rompre. Plongée dans l'eau chaude, elle se pétrit, prend toutes les formes sans devenir gluante, et reprend, en se refroidissant, sa solidité ordinaire. Sa couleur va du rouge au rouge brun foncé. Comme dans toutes les sortes de gutta-percha, le suc est d'un blanc laiteux, la couleur brune est due au mélange des parties corticales et ligneuses qui, par la cuisson et l'épuration de la gutta-percha, communique leur matière tinctoriale au suc laiteux figé.

Après l'avoir, autant que possible, débarrassée de ses parties ligneuses, les maisons de commerce de Padang la livrent à l'exportation au prix de 120 à 140 florins le picul de 62 kilogrammes et demi.

Je crois pouvoir avancer que cette gutta-percha est la même que celle qui se trouve dans le commerce sous les noms de de gutta-merah, gutta-taban, gutta-taban-merah, gutta-taban-puteh, etc. Il est vrai qu'on a cru devoir donner ces noms au produit du *Dichopsis gutta Benth.* (1); je crois pourtant pouvoir démontrer que c'est à tort et que d'ordinaire le produit livré au

---

(1) « *Dichopsis gutta.* — There can be no doubt from the examination of copious specimens that this is the source of the principal kind of gutta-percha of commerce ..... *(Report on the progress and condition of the Royal Gardens at Kew during the year 1881.* London 1882.)

commerce est celui du producteur qui fait le sujet de ce rapport. Après une exploration exacte des localités où croît le *Dichopsis gutta Benth.* je n'ai pu être convaincu qu'il y ait, outre Singapore, un seul endroit au monde qui produise cette espèce d'arbre.

Comme nous l'avons dit plus haut, dès le temps de sa découverte en 1847, tous les grands arbres furent abattus; dix ans après le dernier arbre producteur avait disparu. Il est donc pour nous d'une haute importance (on le verra plus loin, quand nous parlerons de la valeur commerciale de la gutta-percha) de savoir de quel végétal provient la gutta de première qualité et ce point capital exige que j'entre là-dessus dans quelques détails.

La plupart des rapports et des communications sur ce sujet mentionnent que l'arbre à gutta-percha, *Dichopsis gutta Benth.* se trouve non seulement à Singapore, mais à Sumatra, à Bornéo, à Malacca, à Banka, et peut-être aussi dans plusieurs autres îles de l'Archipel indien. Avant toute discussion, je me permettrai de répéter ce que j'ai dit précédemment que le *Dichopsis gutta* manque absolument dans notre herbier, bien que nous y ayons un grand nombre de végétaux, produisant de la gutta-percha, provenant de toutes les parties de nos possessions des Indes Orientales, recueillis surtout par Teysmann dans ses importants voyages, en partie aussi envoyés par les fonctionnaires.

Si cette assertion peut déjà démontrer que le végétal en question n'est point partout répandu, elle a encore plus de valeur en ce qui concerne Sumatra, par le fait qu'on ne le trouve pas dans cette longue série des végétaux producteurs de la gutta-percha que j'ai recueillis moi-même sur la côte occidentale de l'île. L'opinion que cet arbre se trouverait à Sumatra n'a, selon moi, d'autre base qu'une communication faite par le professeur Miquel, qui pensait avoir découvert parmi les spécimens recueillis par Teysmann à Sumatra, aussi bien l'espèce véritable que la variété B. *Sumatrana*. Nous possédons dans l'herbier de Buitenzorg les exemplaires authentiques de ces deux plantes, et l'inspection m'en a démontré que celle trouvée par Teysmann près de Loeboe along, laquelle prouverait la présence du *Dichopsis gutta* à Sumatra est tout à fait semblable à la plante que j'ai décrite plus haut sous le nom de *Dichopsis oblongifolia*. Le professeur Miquel doit s'être trompé dans la détermination de cette plante.

Quant à Bornéo, il ne me sera pas difficile de prouver que le végétal en question n'y a réellement pas encore été rencontré. Bien que Montgomery prétende qu'il existe à la côte méridionale et que sir James Brooke affirme qu'on le trouve partout dans les forêts de Sarawak, ces assertions, comme je l'ai dit au commencement, reposent sur de très faibles fondements.

On a aussi revendiqué l'opinion de James Motley, mais celui-ci a pertinemment avoué qu'il n'a pas vu de spécimens de Bornéo si ce n'est une seule feuille provenant de Sampit, que sir William Hooker assurait appartenir à l'espèce décrite par lui.

Le professeur de Vriese également qui, durant son séjour en Angleterre au mois d'août 1857, a vu cette feuille l'a attribuée à la vraie *Isonandra gutta*. Toutefois, comme il a été dit plus haut, les deux savants se sont trompés en déterminant la plante du jardin de Leyde d'après une seule feuille de Bornéo, et à mon avis, ils n'ont pas été plus heureux dans leur désignation de l'origine botanique de la feuille de Sampit.

Leurs arguments sont tout aussi faibles que les assertions de sir James Brooke et de Montgomery.

Voici ce que dit le dernier *Report on the progress and condition of the Royal gardens at Kew* à propos du rapport de M. Treacher, concernant les sortes de gutta-perchas de Bornéo. Après avoir dit que la constatation de l'identité botanique de l'arbre fut impossible, vu l'absence de spécimens authentiques, l'auteur ajoute : « *Gutta Elong is very probably yielded by Dichopsis gutta of which the Kew Herbarium possesses characteristic specimens (foliage only) from North-west Borneo, collected by M. Burbidge and from South-East Borneo, collected by M. Carl Bock.* »

De tout ce qui précède on peut conclure que de ces prétendus *Dichopsis gutta* de Bornéo, personne n'a vu tout au plus qu'une ou deux feuilles, et comme en botanique il est d'une impossibilité absolue de conclure à l'espèce en se basant sur la forme d'une feuille (et encore cette forme n'était-elle pas identique) rien ne peut justifier l'opinion que la plante en question se trouve réellement à Bornéo. Il y a d'autres arguments plus forts pour démontrer que l'arbre de Bornéo, que l'on a regardé comme l'*Isonandra gutta*, n'est autre chose que le *Dichopsis* décrit précédemment.

D'abord, suivant Teysmann, le producteur de Bornéo (à Soekadana, côte sud-ouest) porterait le nom de Getah doerian, mais l'inspection des plantes de Bornéo, existant à l'herbier de Buitenzorg sous les numéros 14600 ou 14608, a prouvé que tous deux appartiennent au *Dichopsis oblongifolia*. En outre (et ce sera peut-être suffisant pour lever tous les doutes relatifs à l'espèce), Thomas Lobb et le docteur Oxley, les seuls qui aient observé les vrais producteurs de Singapore, ont publié dans leurs rapports qu'ils ne les ont trouvés que dans les terrains d'alluvion au pied des collines où l'humidité est persistante; d'après Oxley les localités où ces arbres se rencontreraient à Bornéo diffèrent absolument des localités où on le rencontrait à Singapore et à Malacca.

C'est sur des montagnes de médiocre altitude ou des collines moins élevées, exemptes d'inondations, que l'on trouve les plus beaux arbres; en outre, on a remarqué qu'ils croissent d'autant mieux que leur situation les expose moins à l'influence de l'eau stagnante.

Ce terrain qu'on vient de décrire est précisément le même où se développe le *Dichopsis oblongifolia* dans les plateaux de Padang. Ce végétal est si sensible à l'influence d'une bonne station qu'il suffit d'un mauvais choix de terrain pour le faire périr; c'est ce qu'on a vu dans les plantations de Bornéo, placées sous l'inspection coloniale ou confiées à des particuliers. On peut aussi douter que le *Dichopsis gutta* fasse partie de la flore de Malacca. La plante apportée par M. Brau de Saint Pol-Lias, sous le nom indigène gueutta taban merah, et soumise à l'examen de M. Beauvisage, n'était pas le *Dichopsis gutta*, mais le *Dichopsis oblongifolia*, ainsi que je l'ai dit plus haut.

Le *Kew report*, que nous avons cité plusieurs fois, fait mention aussi de l'opinion de M. Pierre, directeur du Jardin botanique de Saigon, qui fait autorité en matière de gutta-percha. Ce savant doute de l'espèce trouvée à Malacca. Il résulte, en outre, du même rapport que ce *gueutta taban merah* n'habite pas les mêmes stations que le *Dichopsis gutta* de Singapore.

Disons un mot maintenant des îles de Banka et de Riouw, rangées abusivement parmi celles où l'on trouverait la gutta. Dans notre collection de l'herbier, où l'on trouve pour ce qui concerne Banka des produits et des spécimens de plusieurs arbres à gutta, dus à l'obligeance du résident Ecoma Verstege, il n'y a ni *Dichopsis gutta*, ni *Dichopsis oblongifolia*. Si ces producteurs, qui fournissent un produit excellent, se trouvaient à Banka, nous en possèderions dans notre riche et abondante collection. La supposition de l'existence de cet arbre à Banka repose, si j'ai bien compris, sur une communication faite par Teysmann et Binnendyk dans le *Tijdschrift van de Natuurkundige Vereeniging*, Batavia 1853, d'après laquelle la dite société aurait reçu quelques plantes à gutta-percha provenant des diverses parties de l'archipel. Dans cette liste les auteurs citent deux sortes venant de Banka, l'une portant le nom de *dadauw* deuxième sorte, l'autre de *dadauw* première sorte ou *saroja* que Teysmann et Binnendyk ne rangèrent qu'avec la plus grande réserve sous l'*Isonandra gutta*. Ils ajoutent n'avoir vu de la première sorte, ni spécimen, ni gutta, et que de toute la collection le Balam tandoek seul (*Azaola Leerii* T. B) provenant de Palembang pouvait être déterminée avec certitude.

Les spécimens de notre herbier et les arbres de Banka cultivés dans le jardin botanique sous le nom de *dadauw* appartiennent à une toute autre espèce jusqu'ici inconnue du genre Dichopsis et j'espère sous peu en faire la description dans les *Annales du jardin botanique*.

Quant à Riouw, enfin, notre herbier ne possède de cette provenance qu'un spécimen desséché sans désignation indigène, lequel est sans doute le *Dichopsis oblongifolia*.

D'après Teysmann, il porterait à Lingga et à Bintang le nom de getah taban. Je crois donc avoir suffisamment démontré que l'on n'a trouvé nulle part le *Dichopsis gutta*, si ce n'est à Singapore, où à l'heure présente, l'arbre ne se trouve plus, et que j'ai par conséquent le droit de protester contre l'opinion générale, admettant que la gutta-percha du commerce est en grande partie le produit du *Dichopsis gutta*. J'ose prétendre le contraire et soutenir que le produit de cette espèce n'existe plus dans le commerce.

Le Jardin botanique de Buitenzorg est heureusement en possession de deux exemplaires de l'arbre trouvé à Singapore dont je parlerai tout à l'heure. Pour le moment je me borne à dire que leur produit ne le cède nullement en homogénéité et en solidité à celui du *Dichopsis oblongifolia* : les deux sortes de gutta me semblent posséder une valeur égale et identique.

Njatoeh Balam Bringin.

Parmi les espèces d'arbres à gutta-percha des plateaux supérieurs de Padang, celle qui porte le nom de *njatoeh balam bringin* occupe le second rang quant à la qualité de son produit. Sa gutta est très recherchée dans le commerce, bien qu'elle ne soit pas aussi bonne que celle du *Dichopsis oblongifolia*.

Après avoir comparé les spécimens récoltés par moi avec ceux de notre herbier, j'ai reconnu que la même espèce se trouve dans d'autres parties de Sumatra et qu'elle est commune à Banka. En outre un exemplaire desséché de notre herbier, démontre qu'elle habite aussi Amboine. Enfin, il résulte des investigations de M. Beauvisage qu'elle a été découverte par M. Brau de Saint Pol Lias dans la presqu'île de Malacca. Voici les différentes localités où elle se développe, ainsi que les noms que lui ont donnés les indigènes.

Njatoeh balam bringin................. Ampaloo (Halaban) — Kajoe tanam. — Goegoe (Ressort de Kajoe tanam). — Poear datar. — Moeara laboeh.
Njatoeh balam soendai................. Tandjoeng balik. — Pangkalan.
Njatoeh balam pipit................... Ajer boesoeq (Soepayang).
Balam tandjong........................ Palembang (herbier, n° 3911).
Balam tjabee.......................... Palembang (herbier, n° 3912).
Balam tandoek (1)..................... Palembang.
Balam boenga tandjoeng................ Herbier de l'assistant résident de Painan.
Koelan................................ Banka (herbier du résident Ecoma Verstege et Teysmann).
Gueutta seundek....................... Malacca (2).

---

(1) Teysmann et Binnendyk, *Nat. Tijdschr voor Ned. Ind.* VI p. 116.
(2) Beauvisage *l. c.* p. 62, 63.

On le trouverait aussi à Riouw sous le nom de balam soentai (1), seulement n'ayant pas dans notre herbier de spécimens provenant de cette localité, il reste des doutes à ce sujet.

D'après une communication de feu l'officier de santé van Leer (2) on le trouverait encore à Palembang sous les noms de Balam troeng et Balam sontei. Toutefois cette communication laisse à désirer sous le rapport de la clarté et d'ailleurs notre herbier ne possède pas d'exemplaire de cette provenance.

Ce producteur se trouve donc à Sumatra, à Banka, à Malacca, et peut-être aussi à Riouw. Ce nom général de njatoeh balam bringin, il le doit à la ressemblance de sa feuille avec celle du waringin ou baringin *(urostigma benjaminum Miq.)*. Parmi les arbres à gutta-percha de Bornéo que M. Schlimmer a cités dans le numéro d'avril du journal périodique, publié par la société néerlandaise pour les progrès de l'industrie, on lit le nom de njatoeh waringin. On le rencontre généralement plusieurs fois dans la liste des échantillons provenant de Bornéo que M. ten Brummeler a envoyés à l'exposition internationale coloniale d'Amsterdam.

Toutefois l'expérience nous ayant appris que l'indigène donne souvent le même nom à des producteurs différents (comme par exemple le njatoeh balam doerian et le tembaga), la prudence nous prescrit de nous abstenir de placer ce végétal parmi la flore de Bornéo vu le manque de spécimens dans notre herbier.

En dépit de la diversité des noms indigènes, tous doivent être rangés sous l'espèce décrite par Teysmann et Binnendyk (3) sous le nom de *Azaola Leerii* (balam tandoek) d'après les communications qui leur furent faites par M. van Leer et dont Hasskarl (4) plus tard a fait une description étendue sous le nom de *Keratophorus Leerii*, nom changé depuis en celui de *Payena Leerii*. Les propriétés du produit sont peu connues et Teysmann et Binnendyk affirment n'avoir pas vu de gutta. Je crois cependant

---

(1) Beauvisage *l. c.* p. 49.
(2) *Nat. Tijdschr. voor Ned. Ind.* VI. p. 107.
(3) *Nat. Tijdschr. voor Ned. Ind.* VI, p. 116.
(4) J. Hasskarl, *Retzia*, p. 101.

que cette gutta mérite une attention toute particulière : je me suis adressé aux maisons de commerce de Padang pour quelques éclaircissements et elles m'ont affirmé qu'elle s'exportait pour un bon prix quoique inférieur à celui de l'espèce précédente.

Il ne sera pas inutile de donner ici la description faite en latin par Hasskarl.

KERATOPHORUS LEERII. *(Hassk.)*

Synon. — *Azaola Leerii T* et *B. (Nat. Tydschr Ned. Ind.* VI, 106.*)*

Diagn. Foliis ovalibus ovali-oblongis, basi acutis, apice subitò in acumen breve attenuatis, corymbis terminalibus, pedicellis fasciculatis, germine 10-12 loculari.

Habit. Sumatræ provinciam Palembang. Sumatra, Banka, Malacca, Riouw (?).

DESCRIPTIO.

Arbor alta, succo lacteo, dein indurato, elastico, getah-pertjah appellato, foeto. — Rami *teretes, tenues, albido-cinerascentes, ad insertiones petiolorum paulo incrassati; dichotomè ramulosi.* — Ramuli *cum gemmâ terminali et foliis nondum evolutis minutè adpressèque ferrugineo-pilosi.* — Stipulae *nullae.* — Petioli *breves, erecti, teretiusculi, suprà sulcati, 2-6 lin. longi, flexuosi, primo pariter adpressè pilosuli dein glabri.* — Folia *alterna ovalia aut ovali-oblonga, basi acuta, apice subitò in acumen breve sed acutum 3-6 lin. longum, attenuata, 2-3. poll. longa, 12-20 lin. lata, nunc tenuiter coriacea, integerrima, margine subundulata, siccando utrinque œquabiliter fusca aut subcinerascentia, nervo medio utrinque plano paulò prominulo, secundariis pinnatis copiosis, subopposilis, subtùs nec valdè prominulis, suprà vix conspicuis, immersis, rectis, patentibus, ad marginem ferè percurrentibus ibique dichotomis et arcuatim cum vicinis anastomosantibus; nervis intermediis incompletis, pluribus mox ramosis, venis vix conspicuis, omnibus nervis parallelis et maculas angustas, foliis transversas, oblongas, rectangulares aut sæpè sub angulo acuto fractas formantibus.*

Inflorescentia *corymbosa, ad apicem ramulorum brevium axillarium qui lapsis foliis paniculatim sunt dispositi ita ut paniculam corymbosam repræsentent.* — Pedicelli *4-5 ni fasciculati, erecti, 5 lin. longi, tenues teretiusculi apice cernui uti pedunculi minuti et adpressè ferrugineo pilosuli.* — Flores *albi 2 1/2. 3 lin. alti.* — Calyx *imbricativus, quadripartitus. 2 seriatus.* — Laciniæ exteriores *paulò breviores sed latiores, subrotundo-ovatæ, extùs minutè adpressèque ferrugineo pilosæ, coriaceæ, intùs glabræ.* — Interiores, *binæ paulò longiores, lati ovatæ, acutiusculæ excepto margine membranaceo et glabro, pariter extùs pilosulæ, rubenti fuscæ, 1 1/2 lin. longæ, basi 1 lin. latæ.* — Corolla, *calycis ferè longitudine, campanulata, dein decidua, profundè 8 partita (aut potius 8 et gamopetala).* — Laciniæ *imâ basi tantum cohærentes, oblongo lanceolatæ, acutæ, æquales, margine tenuiori, erectæ (sub anthesi patentes) 1 lin, longæ, 1/2 lin. latæ.* — Stamina *imâ basi corollæ inserta 16, laciniis corollinis dimidio breviora, interiora minora.* — Filamenta *subnulla.* — Antheræ *erectæ, lineari lanceolatæ, acuminatæ, basi sub emarginatæ, extrorsæ, biloculares, connectivum latiusculum introrsùm conspicuum, extrorsùm loculis binis obtectum sed longè supra loculos productum et minutè adpressè que ferrugineo pilosulum, e pilis inarticulatis, complanatis, acutis, integerrimis, subflexuosis, summo apice ferè minutè penicillatum.* — Loculi *lineares basi crassiusculi, apicem versus attenuati, dorso connectivi inserti, longitudinaliter dehiscentes.* — Pollen *minutum, albidum, ellipsoideum, medio longitudinaliter plicatum.* — Germen *minutum, liberum, conicum, densè pilis jam laudatis obtectum, 10-12 loculatum.* — Gemmulæ *in loculis solitariæ, adscendentes.* — Stylus *elongatus, teres, siccando multisulcatus, 4 lin. longus, exsertus, acutus, post anthesin persistens, à laciniis calycis dein conniventibus et sese involventibus arctè inclusus.* — Stigma *terminale punctiforme.* — Fructus *drupacei obovato-oblongi, subconici, medio leviter curvati, uniloculares, monospermi, 20 lin. longi, basi 7-8 lin. crassi, styli rudimento apiculati læves glaberrimi, flavescenti-virides (? in spiritu conservati fusci).* — Pericarpium *2 lin. crassum, carnosum.* — Semen *erectum, tereti oblongum, subcurvatum, 1, 1 1/4 poll. longum, 4 lin. crassum.* —

Umbilicus *lateralis, linearis, ad apicem percurrens.* — Testa *(crustacea?) coriacea, fragilis, crassiuscula;* — Albumen *copiosum albidum, corneum, bipartibile, internè planum, externè convexum.* — Embryum *ab albumine inclusum, ejusdem cum eo longitudinis.* — Cotyledones *carnosæ, applicativæ, oblongæ, obtusæ, 11-12 lin. longæ, 4 lin. basi latæ.* — Radicula *teres, 2 lin. longa, 1/2 lin. crassa, in inferiore seminis parte hilum versus spectans.* — Gemmula *haud conspicua.*

PRODUIT.

La gutta Balam bringin, Balam pipit, koelan, quel que soit le nom qu'on lui donne, est d'une bonne qualité du moins pour autant que je puis en juger. Comme j'ignore ce que l'industrie européenne exige de la gutta-percha, mon jugement ne porte que sur le plus ou moins de ressemblance dans ses qualités avec celle qui passe pour la meilleure et une comparaison de ce produit avec ce que le commerce emploie.

La base de mon jugement ainsi établie, je regarde la gutta Balam bringin comme étant la seconde par la qualité, l'emportant sur toutes les autres sortes exploitées dans les régions supérieures de Padang. Cette gutta est très consistante, compacte; plongée dans l'eau chaude, elle se soumet à toutes les formes pour reprendre, en se refroidissant, sa solidité première, aussi bien que celle du *Dichopsis oblongifolia.* Seulement il lui manque cette homogénéité que possède cette dernière, et elle se convertit facilement en fibres et en filaments. Le suc laiteux est un liquide clair il s'écoule facilement et rapidement, de sorte qu'il est possible de le recueillir en grande quantité dans un état pur sans mélange de parcelles d'écorce ou de bois. Par conséquent, il est plus blanc de couleur que l'espèce précédente, et lorsqu'il est soumis à l'ébullition et à l'épuration ne se colore pas de la matière tinctoriale contenue dans l'écorce ou le bois. Exposée à l'air, cette gutta subit bientôt un changement de couleur et devient plus ou moins jaune en passant par l'exploitation industrielle. Il est difficile d'en déterminer la valeur commerciale. Bien que provenant d'un même arbre, elle passe dans le commerce sous des noms divers et se vend à des prix très différents. A Padang elle a une valeur moyenne de 80 florins le picul de 62 kilogrammes et demi. Je citerai en passant la valeur de l'échantillon gucutta seundek de Malacca envoyé à Beauvisage par Brau de Saint Pol Lias qui se vendit à Paris 75 dollars le picul. Si l'on peut s'en rapporter au dire du docteur Dennys, de Singapore, elle aurait, dans le commerce, environ la même valeur que la gutta Taban. Je reviendrai plus tard sur ce sujet.

Quant au *Payena (Keratophorus) Leerii* il n'a pas été aussi difficile de trouver des pieds adultes que pour le *Dichopsis oblongifolia* non pas parce que les gros troncs de cette espèce ne sont pas abattus, mais parce que ces arbres paraissent atteindre plus vite l'état adulte. Je n'ai pu cependant, dans mes tournées, m'en procurer de graines mûres, car les arbres avaient justement cessé de fleurir, les fruits commençaient à se nouer et il fallait attendre trois ou quatre mois pour que les graines fussent arrivées à leur maturité.

Les contrôleurs de Kajoe Tanam et de Soepayang se sont déclarés prêts à surveiller les arbres en question et en envoyer les graines au jardin de Buitenzorg. En outre, j'ai rapporté à Buitenzorg quelques jeunes plantules et nous pouvons compter sur quelques envois de graines de Banka, de sorte que nous pourrons bientôt faire une plantation de ces arbres à gutta-percha, d'autant plus que le Jardin botanique possède déjà deux exemplaires développés portant des fruits.

Nous allons maintenant toucher, en passant, les autres espèces de njatoeh Balam provenant de Padang dont le produit a une moindre valeur.

Njatoeh Balam Tembaga de Soepayang.

C'est un arbre qui, arrivé à l'état adulte, atteint une circonférence d'environ 3 mètres et une hauteur de 80 à 90 pieds. Il n'appartient pas au genre *Dichopsis,* mais me paraît être une nouvelle espèce du genre *Isonandra*. Le suc est d'un liquide clair, coulant rapidement en grande quantité sans devenir promptement solide. Après avoir été chauffé et s'être débarrassé des parties aqueuses, il se fige. Ces propriétés rendent possible d'obtenir la gutte sans parcelles d'écorces et parties ligneuses et de lui conserver la couleur blanche. Toutefois elle n'a point de compacité et se laisse entamer comme de la cire. Elle resté gluante et visqueuse, nous en avons du moins la preuve dans l'échantillon que nous a envoyé, il y a un an, le contrôleur de Rooy, et qui est resté tout aussi gluant que l'échantillon que nous-même avons recueilli il y a deux mois. Le prix du picul est chez les accapareurs de 30 à 40 florins.

Njatoeh Balam Doerian de Soepayang.

La forme de la feuille a beaucoup de ressemblance avec celle du *Dichopsis oblongifolia* et le nombre des nervures est le même. Si d'après la forme de la feuille on voulait déterminer l'espèce on risquerait de commettre la plus grosse erreur. Le produit est d'une qualité très inférieure et manque de solidité et d'élasticité. Échauffé, il est gluant ; refroidi il se laisse facilement entamer avec l'ongle. En fait-on une barre plate? il devient cassant. Le picul chez les accapareurs a une valeur de 50 florins.

Njatoeh Balam Doerian de Halaban.

C'est un arbre qui, d'après les bourgeons floraux, doit probablement appartenir au genre *Isonandra*. La gutta coule facilement. On la reçoit dans une canne cylindrique de bambou où elle se fige en quelques heures et devient ensuite cérumineuse, puis, quelques jours après se durcit et devient d'un vitreux cassant.

Njatoeh Balam Doerian de Kajoe Tanam.

Je n'ai pu me procurer aucun exemplaire soit des fleurs soit des fruits. Je ne saurais même affirmer si ce végétal appartient réellement à la famille des Sapotacées. Les feuilles ressemblent plus que toutes les autres à celles du doerian *(Durio Zibethinus)* la gutte en est très mauvaise, gluante. Après un examen assez rapide de ses propriétés, j'ai renoncé à la récolte.

Njatoeh Balam Pisang de Halaban;
Njatoeh Balam Bindaloo du Goenoeng Sagoh.

L'arbre connu sous ces deux noms appartient aussi au genre Dichopsis. La gutte avait d'abord paru posséder de bonnes propriétés, mais plus tard elle devint cassante et se laissait facilement entamer avec l'ongle :

Njatoeh Balam Selindit; Njatoeh Balam Pipit. Njatoeh Balam de Poear datar; Njatoeh Balam Laboeai ; Njatoeh Balam Ampaloo.

Ces arbres donnent tous une gutte peu recherchée et qu'on n'emploie que mélangée avec d'autres.

Elle est très gluante, reste aux doigts et, à mon avis, n'a aucune importance pour l'industrie. Le njatoeh balam laboeai est le produit d'une Apocynée *(Alstonia spec.)* son suc laiteux coule avec abondance et rapidité et reste longtemps liquide. Selon le dire de quelques-uns on l'emploierait en guise de lait. Je n'ai pu trouver dans les régions de Padang rien qui justifiât cette assertion.

Njatoeh Balam de Gloegoer.

Il ne se distingue par aucun nom spécial et je ne l'ai rencontré qu'avant l'époque de sa floraison. On le trouve entre Sialang et Gloegoer, disséminé parmi les njatoeh balam tembaga, dont il se rapproche tellement par la forme de la feuille qu'il est impossible de les distinguer l'un de l'autre. Cette ressemblance pourrait donner lieu à de graves erreurs, si l'on voulait déterminer scientifiquement l'espèce par l'inspection des feuilles. On ne peut non plus distinguer les plantules d'avec celles du *Dichopsis oblongifolia*. Je n'ai pas jugé désirable de m'en procurer, de crainte de commettre des erreurs qui seraient d'autant moins pardonnables que la gutta, selon moi, est d'une qualité très-inférieure. Son tronc est facile à distinguer de celui du njatoeh balam Tembaga, car il s'appuie sur un grand nombre de racines aériennes ce qui n'est pas le cas pour celui-ci.

MODE ACTUEL D'EXPLOITATION DE LA GUTTA-PERCHA ET SES CONSÉQUENCES.

On sait que l'exploitation de la gutta-percha se fait par l'abattage de l'arbre. Je n'ai point remarqué d'autres moyens plus sensés d'exploitation. Les arbres sont-ils d'une circonférence colossale, on trouve à la base du tronc des élargissements en forme de lames verticales et l'on est obligé de dresser un échafaudage sur lequel on se place afin de procéder à l'abattage.

De tels géants sont rares, et encore ne les rencontre-t-on que dans les forêts où la population ne se livre pas à l'exploitation de la gutta. Dans l'épaisse forêt du Sagoh, où selon les indigènes on ne trouverait point d'arbres à gutta, j'ai rencontré un certain nombre de ces géants portant le nom de njatoch Bindaloe, Pour en abattre un, il fallut dresser un échafaudage au-dessus des élargissements verticaux jusqu'à 16 pieds de haut et à l'endroit où commença le jeu de la hache, l'arbre avait encore 2 mètres 20 de circonférence.

Les indigènes qui se livrent à l'exploitation de la gutta se rendent en général par groupes de trois ou quatre à la forêt. Dans quelques districts entre autres L. Kota's, les chercheurs de gutta croient nécessaire de se faire accompagner de quelqu'un qui possède le *Ilmoe* pour conjurer les esprits qui se montrent dans les arbres (esprits des forêts ou esprits des parents morts).

On fait une offrande expiatoire, après quoi on se met au travail. Comme les arbres producteurs se trouvent dans les parties les plus épaisses des forêts vierges, et que les bois avoisinant les Kampongs sont depuis longtemps dénudés, les chercheurs de gutta vont s'établir pour quelques jours dans la forêt et commencent à bâtir une hutte commune. Ils savent découvrir avec une adresse merveilleuse, dans l'endroit le plus épais, l'arbre à gutta, et s'il leur reste quelque doute quant à l'espèce de l'arbre dont ils ne peuvent distinguer les feuilles sous la voûte du feuillage ambiant, une simple incision dans le tronc fait couler entre leurs doigts le suc laiteux dont ils peuvent constater la qualité. En outre, ils savent sans erreur déterminer l'espèce, à la couleur du tronc, à l'épaisseur de l'écorce, au plus ou moins de dureté du bois. S'ils ont trouvé un arbre qui leur semble assez fort pour être exploité, ils l'abattent à coup de hache (balioeng) après quoi avec une hachette (lading) ils tracent des demi-cercles à des distances de 30 à 50 centimètres.

Dans quelques localités on croit nécessaire, avant d'anneler le tronc, de dépouiller l'arbre abattu de sa cime pour empêcher le suc laiteux de se répandre, l'arbre étant couché, dans les branches et les feuilles de la cime ; c'est ce que font aussi les chercheurs de Bornéo.

Le suc se rassemble dans les cercles tracés par la hachette avec plus ou moins de célérité selon l'espèce. Les sucs du njatoeh balam bringin, du njatoeh balam doerian de L. Kota's, du njatoeh balam tembaga de Soepayang ne se figent pas immédiatement; celui du njatoeh balam tembaga au contraire est plus épais se fige facilement et se condense entre l'écorce et les fibres du bois. C'est le suc laiteux du njatoeh balam soesoen qui se solidifie le plus vite; aussi l'indigène lui donne-t-il un autre nom. Quant au njatoeh balam tembaga dont la condensation est plus lente, le chercheur fendille avec sa hachette l'écorce de l'anneau ouvert, la réduit en une sorte de pulpe molle qui arrête le dégouttement. Cette précaution n'est pas nécessaire pour le njatoeh balam soesoen. Il ne m'a pas été possible d'établir une différence entre ces deux producteurs, soit dans le tronc, le port ou la forme de la feuille, il ne me reste qu'à conclure que la seule différence consiste dans la compacité du suc.

On a prétendu que l'indigène regarde comme seule bonne la gutte qui se solidifie dans sa main, cette assertion est erronée. Le chercheur de gutte sait fort bien que les espèces produisant un suc clair peuvent cependant fournir une gutta très utilisable.

La cueillette de la gutta liquide se fait en certains endroits avec une extrême incurie. Tandis que le travailleur trace ses anneaux du tronc à la cime, une quantité assez considérable de suc laiteux s'écoule, il ne se donne pas la peine de recueillir ce liquide dans des godets ou des écorces découpées en forme de vase. Les chercheurs d'Andoering (District Kajoe Tanam) prétendaient que la gutta ainsi écoulée est d'une qualité inférieure et se vend à bas prix dans le commerce. Ils trouvaient cette gutta trop blanche et savaient que dans le commerce on la préfère rouge ou brune. En d'autres localités on ne savait donner aucune raison de cette négligence à perdre ainsi une partie du produit.

L'arbre ayant été découpé par cercles jusqu'à la cime, il s'agit de recueillir le suc qui s'est immédiatement amoncelé dans les cercles en fentes. Avec un râcloir de fer on retire tout ce que l'on trouve dans les fentes, tant parcelles d'écorce que

3.

suc solidifié, et on le fourre dans un sac fait de la spathe du pinang. Lorsque les anneaux ont été ainsi nettoyés, la besogne est considérée comme finie et l'on passe à un autre arbre. Il arrive souvent que le suc laiteux coule encore et se condense dans les cercles en quantité assez abondante; on le néglige cependant et l'arbre est tout à fait abandonné. J'ai recueilli moi-même plusieurs fois de ce suc délaissé sur un arbre abattu depuis longtemps et je n'ai cessé de regretter une insouciance qui amène tant de pertes.

Ce n'est pas tout : on peut affirmer qu'en général on ne récolte que la moitié de la gutta fournie par le producteur. En effet, les entailles circulaires n'occupent que la moitié supérieure de l'arbre abattu et couché; l'autre moitié inférieure et touchant le sol reste intacte; il est impossible de retourner cette moitié pour y pratiquer les incisions. Ce travail exigerait un plus grand nombre de travailleurs, et la situation de l'arbre au milieu du bois dans un terrain très accidenté offre des difficultés presque insurmontables.

L'arbre, débarrassé de sa gutte, reste couché dans le bois sans attirer davantage l'intérêt, sans que personne s'en occupe. Et pourtant le kajoe balam fournit un bois d'œuvre et de construction d'une excellente qualité. L'inspecteur des forêts M. J.-W.-H. Cordes regarde le balam tembaga comme un bois solide et compact, à fibres fines d'un brun-rouge foncé, aussi propre à la bâtisse et à la construction des navires qu'à la fabrication des meubles, des lances, des cannes, etc. Selon le même inspecteur, le kajoe bringin est un bois lourd, fort, rouge-brun, d'une fibre plus fine que le balam tembaga, pouvant fournir des poteaux et autres pièces de charpente, et dont les troncs donnent des poutres qui atteignent 13 mètres de longueur.

Comme les chercheurs de gutte ne sont point charpentiers et réciproquement que les charpentiers ne sont point chercheurs de gutte, il arrive par exemple qu'au Sagoh on exploite l'arbre njatoeh balam bindaloe en lui enlevant de quoi faire des planches et lui laissant sa gutta, tandis qu'à peu de kilomètres de distance, sur l'autre bord de la rivière de Sinamar, les chercheurs enlèvent la gutta du même arbre, nommé là njatoeh balam pisang et abandonnent le bois à la pourriture.

Le mode d'exploitation de l'arbre à gutta-percha accuse un vandalisme incroyable; en effet, chaque colosse livré à l'abattage en entraîne dans sa chute un nombre d'autres, l'on est quelquefois obligé d'abattre préalablement ceux qui l'entourent, auxquels il est relié par des lianes ou autres plantes grimpantes qui le retiennent dans leurs bras de fer.

Les conséquences d'une pareille destruction des arbres à gutta-percha sont faciles à prévoir et se sont déjà fait sentir.

Comme les arbres adultes ont été déjà abattus, les indigènes devront désormais se contenter d'exploiter les jeunes qui ne fournissent qu'une quantité insignifiante de suc laiteux. On prétend qu'un chercheur de gutte regarde un njatoeh balam comme digne d'exploitation lorsque l'arbre a atteint la grosseur du tronc d'un cocotier (1 mètre à peu près de circonférence).

Je crois devoir ajouter qu'il m'est arrivé très rarement d'en rencontrer d'aussi gros, et je m'imaginais avoir fait une heureuse trouvaille, lorsque j'avais rencontré un tronc de 60 centimètres de circonférence. Il est vrai aussi qu'on trouve encore dans les forêts une quantité assez considérable de grands arbres à gutta parmi ceux qui donnent un produit de qualité inférieure; ce résultat est dû à ce que la gutta produite par ces espèces n'a paru sur les marchés que dans ces derniers temps, les meilleures sortes devenant de plus en plus rares.

Jamais un indigène ne s'est avisé de propager l'arbre à gutta par des graines ou des boutures en songeant à l'avenir. Dans différents districts de Sumatra où la population se livrait autrefois à l'exploitation de la gutte, cette exploitation a cessé après que par suite de l'anéantissement des gros producteurs, il n'est resté que de jeunes arbres. C'est ainsi que, depuis une dizaine d'années l'exploitation a cessé à Solok, à Alahan Pandjang, à Soepayang; j'ai vu de mes propres yeux à Halaban une telle diminution des arbres produisant une bonne qualité de gutta, qu'il est probable que dans peu de mois on n'y en trouvera plus un seul exemplaire.

C'est à peine si Poear datar produit dix piculs, et l'on m'assure qu'à Si Djoenjoeng les arbres exploitables ont tellement diminué que les chercheurs sont obligés de s'éloigner de plusieurs journées de marche de leurs kampongs pour trouver l'arbre à gutte.

M. Cordes, de son côté, affirme qu'on exploitait encore il y a peu d'années la gutte à Priaman et à Painan, que la gutta de Priaman faisait bonne figure sur les marchés ; à l'heure présente l'exploitation a cessé dans cette partie de Sumatra. Ainsi donc partout forte diminution de la gutta-percha. Il ne reste que de jeunes arbres en petit nombre, dont beaucoup ont été écrasés par la chute de leurs congénères plus âgés. Ceux qui pourraient fournir des graines disparaissent partout, et ceux qui survivent seront abattus sans doute avant d'avoir atteint l'état adulte.

Un njatoeh balam doit avoir atteint un âge avancé pour pouvoir fleurir et donner des fruits. Plus d'une fois j'ai trouvé un arbre de 30 mètres de haut et de 1 mètre de tour à hauteur d'homme qui ne portait aucune trace de fleurs tombées ou de fruits, ce qui prouve qu'il n'avait jamais fleuri. Le balam tembaga que j'ai trouvé dans les bois de Gloegoer en floraison avait, à 5 pieds au-dessus du sol 1 mèt. 34 cent. de circonférence.

Les arbres de Poerwokerto, dont j'ai parlé plus haut, sont âgés de 27 ans environ et ne font que porter leurs premiers fruits. L'*Isonandra gutta Hook. (Dichopsis gutta Benth.)* de Singapore, cultivé au Jardin botanique depuis une trentaine d'années peut être à peu près considéré comme adulte.

On peut donc admettre avec certitude que les producteurs de gutta sont déjà abattus avant leur maturité, et j'en trouve la preuve dans le fait qu'aucun chercheur de gutta de Sumatra n'a su me dire l'époque de la floraison de ces arbres, dont ils ne connaissaient ni les fleurs ni les graines. Je n'ai jamais rencontré quelqu'un qui ait vu un fruit ou une graine de njatoeh balam. Ce fait explique en même temps d'abord pourquoi aucun herbier au monde ne possède des fleurs et des fruits de ces plantes, ensuite la rareté des plantules dans les forêts.

ÉPURATION DU PRODUIT BRUT,
MÉLANGES ET FALSIFICATION.

La gutte que nous avons vu recueillir subit une préparation qui peut différer selon l'espèce. Les sucs laiteux, comme ceux du balam bringin, sont portés à la maison à l'état liquide. La gutta balam tembaga, ainsi que les sortes dont le suc est d'un liquide épais, se trouve de toute nécessité mélangée de parcelles ligneuses.

Avant que le travailleur soit revenu chez lui, le suc s'est déjà condensé. Il retire à la main les plus gros morceaux, jette la masse dans un pot rempli d'eau chaude ; la gutta y devient molle et pétrissable et se forme facilement en une masse compacte.

La bonne gutte ne s'attache pas au bois ; la masse pétrissable est réduite à la main en une bande aussi plate et mince que possible ; les restes des corpuscules ligneux, épars sur la surface de la bande, sont enlevés à l'eau froide ou par le frottement de la main ou de quelque autre manière.

D'ordinaire la même opération se répète une seconde fois, la gutte, de nouveau ramollie, pétrie, étalée en bandes, lavée et frottée, est ensuite pliée en morceaux ou pièces de diverses formes et de grandeur variable.

La gutte épurée deux fois se distingue comme « n° 1 » de celle qui ne l'a été qu'une fois. La gutta livrée au commerce est loin d'être pure ; elle est encore mélangée d'une énorme quantité de corpuscules ligneux qu'on ne peut enlever qu'après diverses opérations par l'amollissement. Une épuration complète coûte beaucoup de temps, au point qu'un travailleur passe des heures entières à débarrasser de corpuscules deux cattis de gutta-percha.

La gutta-percha subit dans le cours de l'opération un changement de couleur : au moment où elle s'échappe de l'arbre, elle est, sans exception, blanche ; l'ébullition lui fait contracter une teinte foncée due sans doute aux parcelles d'écorce qu'elle contient.

Le balam bringin prend à l'air une teinte jaune clair ; la teinte du balam tembaga doit être exclusivement attribuée à la matière colorante dont cette gutta s'imbibe lors de l'épuration.

On a prétendu que les chercheurs de gutte faisaient exprès bouillir la gutte blanche avec une matière tinctoriale afin de lui donner la couleur recherchée dans le commerce. Il se peut que çà et là pareille manœuvre s'accomplisse ; toutefois je ne m'en suis jamais aperçu à Padang.

Il est rare que la gutta-percha soit livrée pure et intacte au commerce. Celle qui paraît sous les noms de gutta balam tembaga, gutta balam bringin, etc., se compose dans la plupart des cas d'un mélange de deux ou plusieurs sortes de gutta. Ce mélange est tellement général qu'il ne m'a pas été possible de me procurer, chez les négociants indigènes, des échantillons purs de toute mixture. Le mélange le mieux réussi porte souvent le nom de gutta balam tembaga, lors même que cette sorte de gutte n'entre pas dans sa composition.

Afin de mieux juger les propriétés des diverses sortes de gutta-percha, j'ai cru nécessaire de les recueillir toutes.

Tout mélange ne saurait être regardé comme une falsification accomplie à dessein et une fraude préméditée. Expliquons la cause de ces mélanges, et nous verrons qu'ils sont dans la nature des choses.

Les chercheurs de gutta qui se sont procuré une certaine quantité de *balam* de qualité supérieure, voient bientôt qu'ils n'en ont point assez pour la vendre avec profit, ils se mettent en route pour trouver un autre arbre qui leur donne une gutte de même sorte, et comme ils ne le trouvent pas assez vite, ils s'adressent, pour ne pas perdre de temps, au premier arbre qu'ils rencontrent jusqu'à ce qu'ils aient obtenu une quantité suffisante. Revenus dans leurs kampongs, ils ont en main diverses sortes de gutta, mais de chaque sorte une trop petite quantité pour pouvoir la vendre; c'est alors qu'ils se livrent à ces mélanges dont nous avons parlé plus haut. Ils savent bien eux-mêmes que si l'opération du mélange ne réussit pas à souhait, ils ne pourront obtenir qu'un prix minime, beaucoup plus bas que celui qu'ils auraient le droit d'exiger si la gutta était sans mélange; mais pour eux l'affaire principale est d'écouler le produit aussi vite que possible. Ne faut-il pas qu'ils vivent, et pour vivre comment attendraient-ils qu'ils aient séparément une quantité suffisante de chaque sorte de gutta-percha? Ils savent encore par expérience, quelles sont les sortes qui gâteraient le mélange, et ils se gardent bien de les employer à leur détriment.

On a souvent attribué à la falsification la présence de corpuscules ligneux dans la gutta-percha. Cette assertion est erronée; ces corpuscules sont dus au peu de soin qu'on a mis à l'épuration du produit brut. Le chercheur de gutte sait fort bien que la gutta-percha n° 1 du commerce l'emporte sur celle qui n'a pas été bien épurée et qu'il n'est pas dans son intérêt d'en mêler le produit avec des parties ligneuses ou corticales.

On a aussi parlé d'une falsification opérée à l'aide de la farine de sagou, je n'ai jamais eu l'occasion de la constater. Toutefois je n'oserais pas affirmer que de telles mixtures n'aient pas lieu avant que la gutta-percha soit livrée au commerçant ou à l'industriel.

MOYENNE DU PRODUIT DE L'ARBRE A GUTTA-PERCHA.

Il y a de grandes divergences entre les diverses estimations de la quantité de gutta qu'on peut obtenir d'un arbre.

La conclusion la plus claire est que les auteurs de ces opinions n'ont jamais vu d'arbres à gutta-percha.

Le Dr Dennys, Assistant Curator of the Raffles Museum de Singapore, qui, en 1878, fit un rapport étendu sur la gutta-percha en général, au gouvernement des Straits Settlements (rapport qui semble avoir été composé au moyen des renseignements donnés par les indigènes, ce qui n'est vraiment pas la meilleure source d'informations); le Dr Dennys, dis-je, accueille une citation de M. Morton dans laquelle on lit que, d'après le dire d'un marchand indigène un seul arbre produirait 40 kattis de gutta-percha (1 picul = 100 kattis = 62 kilogr. 500).

Cette quantité a semblé exagérée, même à M. Morton car il l'a ramenée de 5 à 15 kattis sans dépasser (1) 20 kattis par arbre. Dennys lui-même regarde 10 kattis par arbre comme étant la moyenne (d'après ce calcul un picul serait le produit de 10 arbres), et sur ces données estime la valeur en argent que peuvent procurer 100,000 arbres. Suivant von Gaffron (2), un arbre vigoureux donnerait 12 kattis; suivant Schlimmer (3), on trouvait jadis à Bornéo des arbres produisant de 10 à 20 kattis, tandis que maintenant il faudrait en abattre 50 à 60 pour obtenir cette quantité.

---

(1) *Kew report*. 1882, p. 39.
(2) *Nat. Tydschr. v. Ned. Ind.* XVI, p. 226.
(3) SCHLIMMER, l. c, p. 106.

Dans l'hypothèse que cette dernière assertion fut exacte, il faudrait en moyenne 55 arbres pour obtenir 15 kattis, et abattre 360 arbres pour arriver à un picul de gutta-percha. *L'Officiel* de Java (6 juillet 1863) affirme au contraire que 100 arbres suffisent à produire un picul. On voit par ces chiffres 10, 100 et 360 quelle diversité d'opinions règne sur cette question. J'ai taché, autant qu'il a été en mon pouvoir, de recueillir des données plus précises. Ces données, à mon grand regret, sont en petit nombre. Il aurait été nécessaire, pour déterminer avec quelque exactitude la moyenne de la production, de faire toute une série de recherches sur un grand nombre d'arbres, mesurer leur circonférence, étudier leurs diverses phases de développement, aussi bien avant qu'après la période de la floraison. Ces recherches minuticuses m'étaient impossibles pendant ma tournée, je crois cependant que les données que j'ai pu recueillir auront quelque prix.

Avant d'entrer en matière, faisons remarquer que les chiffres qui seront employés tout à l'heure pour désigner la production des divers arbres à gutta-percha ne peuvent être comparés entre eux, vu la grande différence dans le poid spécifique des diverses sortes de gutta. La gutta balam bindaloe, par exemple, est beaucoup plus légère que la gutta balam tembaga, qui semble posséder le plus haut poids spécifique.

1. Un njatoeh balam tembaga qui au-dessus du sol à hauteur d'homme avait une circonférence de 60 centimètres et une longueur de 60 pieds jusqu'à sa cime a donné, après épuration répétée jusqu'à disparition des particules ligneuses 230 grammes de gutta. Les grosses branches et la tige de la cime n'ayant pas été incisées, on peut estimer la production de cet arbre à plus de 2/5 de katti.

2. Un arbre de la même espèce, de 40 centimètres de circonférence a donné 160 grammes de gutta pure, environ 1/4 de katti.

3. Un jeune njatoeh balam bringin m'a donné en gutta pure une quantité de 22 grammes.

4. Un njatoeh balam doerian à Halaban, pas tout à fait adulte, a donné 45 grammes.

5. Un njatoeh balam bindaloe de proportions colossales, ayant à 16 pieds du sol une circonférence de 2 mètres 20 centimètres a donné 190 grammes.

Je l'ai déjà dit, un njatoeh balam tembaga de 60 centimètres de circonférence est loin d'être adulte. Un arbre qui porte des fleurs et des fruits est deux fois plus gros. Mais les exemplaires dépassant 60 centimètres sont rares et le poid de 260 grammes de gutta doit plutôt être envisagé comme le maximum que comme la moyenne de la production des arbres qui valent encore aujourd'hui la peine d'être exploités.

Comme on peut admettre avec raison que la quantité du suc laiteux augmente en proportion de l'âge de l'arbre et de sa grosseur (cette assertion est confirmée par l'expérience n° 1 comparée avec l'expérience n° 2), on ne sera pas loin de la vérité en soutenant que la moyenne de production d'un njatoeh balam tembaga adulte est d'un demi katti et l'on peut lui donner l'âge de 26 ans.

On s'est souvent demandé s'il y avait nécessité d'abattre l'arbre et s'il ne suffisait pas pour obtenir la gutta de pratiquer des incisions dans l'écorce.

L'indigène de Sumatra comprend bien que cette méthode rationnelle, bien appliquée sur le même arbre, donnerait pendant plusieurs années consécutives une certaine quantité de gutta, mais il ne peut s'ôter de l'esprit que cette méthode diminuerait considérablement la production annuelle et récompenserait fort peu ses efforts. Dans son œuvre de destruction il s'inquiète le moins possible des conséquences qu'elle lui réserve dans un prochain avenir; il ne songe qu'au plus ou moins de peine inhérent à son travail. Si l'ascension à l'arbre et l'incision de l'écorce lui paraissent plus faciles que l'abattage, il monte dans l'arbre sans l'abattre. C'est ainsi qu'il traite les arbres de kadjai ou karet, les espèces de getah gitan et de ngarit, qui lui fournissent le caoutchouc.

Quant au njatoeh balam il est convaincu que l'abattage lui coûtera moins de peine que l'ascension; il ne voit donc pas pourquoi il se donnerait la peine de l'inciser seulement, d'autant plus que, selon lui, la production est plus abondante après l'abattage.

Cette dernière opinion est partagée par un grand nombre de personnes. Je citerai deux expériences dont les résultats sont tout à fait disparates. Von Gaffron cite un arbre qui, après l'abattage aurait donné 12 kattis de gutta, tandis que par la seule incision il n'avait donné qu'un katti. Tout au contraire le Pangeran (prince) Bandahara de Pontianak (Bornéo) aurait obtenu 2 kattis 10/16 de gutta d'un producteur de 39 pieds de hauteur et de 5 pieds de circonférence, abattu en sa présence. Un autre arbre de 32 pieds de haut, et de 3 pieds de circonférence donna par incision, sans être abattu, 1 katti 2/16 de gutta. Si on prend en considération que ce dernier était de quelques années plus jeune, et que la quantité de suc augmente en proportion de l'âge et de la grosseur de l'arbre, on peut hardiment admettre que l'incision sans abattage donne au moins la moitié, sinon les deux tiers, de la quantité qu'un arbre de même circonférence fournit après l'abattage. La première méthode donne le douzième, la seconde de la moitié aux deux tiers de la quantité existante de gutta.

J'avais déjà pensé *a priori*, que l'incision de l'écorce sans sacrifier l'arbre donnerait une plus grande quantité de gutta. En décrivant l'exploitation de l'arbre faite par l'indigène j'ai déjà démontré que la partie de l'arbre abattu, touchant le sol et non incisée diminuait de moitié la récolte de la gutta.

Il est évident que les incisions circulaires pratiquées sur toute la circonférence de l'arbre doubleraient la quantité. J'ai voulu confirmer par des faits mes conjectures. Dans le Jardin botanique se trouve un pied de *Dichopsis gutta*, tout à fait adulte d'une circonférence de 1 mèt. 26 cent. J'y ai fait pratiquer des incisions et j'en ai obtenu 140 grammes de suc, je devais agir avec d'autant plus de prudence que j'ignorais encore comment et jusqu'à quel point l'arbre pourrait supporter l'opération et que je ne voulais nullement sacrifier l'arbre, qui est pour le Jardin d'une extrême valeur. Ces motifs me portèrent à ne faire d'incisions que sur une partie de sa circonférence et par le calcul j'ai pu conclure que l'arbre pourrait fournir dix fois au moins cette quantité, de sorte que la production pourrait être évaluée à plus de 1,400 grammes ou environ 2 kattis, c'est-à-dire au double de ce qu'un arbre adulte donne quand il est exploité par la méthode irrationnelle ordinaire.

D'autres expériences ultérieures achèveront de démontrer quel nombre d'incisions un arbre peut supporter sans souffrir et quelle est l'époque de l'année la plus favorable à cette opération. Jusqu'à présent il est certain qu'un écoulement partiel du suc laiteux ne fait aucun tort à l'arbre. Quatre arbres du même genre, originaires de Bornéo et de Banka, ont subi, il y a six mois des incisions amenant un épanchement partiel de gutta; ces mêmes arbres en ce moment sont couverts de fruits, ce qui prouve que l'opération ne leur a pas nui.

Beaucoup d'autres arbres, renfermant un suc employé dans la thérapeutique indigène, subissent sans cesse des incisions; dans un grand nombre le bas du tronc est couvert d'entailles sans que l'arbre paraisse en souffrir.

L'incision pratiquée sur les arbres à gutta-percha vivants non-seulement est possible mais produit deux fois autant que l'abattage. Il se peut bien qu'un arbre ne se laisse pas impunément priver en une fois de tout son suc laiteux, des expériences subséquentes résoudront la question à cet égard; le procès pourra durer trois ou quatre ans, il faudra se contenter chaque année de pratiquer les incisions sur une partie du contour. Une culture réglée n'offre aucune difficulté à la méthode des incisions. Au cas où l'arbre serait d'un accès difficile, on peut dresser tout autour soit un échafaudage, soit des échelles et par là l'opération n'offrira aucune difficulté insurmontable. Si l'on pratique les incisions dans une direction oblique en forme de V et qu'au point de rencontre on adapte des tubes de bambou recevant le suc, on l'obtiendra sans perdre beaucoup de temps et dans un état presque pur.

EXPORTATION ET PRIX
DES PRODUITS.

Grâce à l'intervention du Directeur du département de l'intérieur, nous avons reçu les données suivantes fournies par la factorerie néerlandaise relativement aux quantités annuelles de gutta-percha provenant des diverses zones de nos possessions.

La factorerie a été seule en état de fournir des chiffres authentiques, concernant l'exportation des produits sortant des ports de Bornéo à destination de Singapore.

Les chiffres d'exportation des ports de Palembang, de Singkel, de Baros, de Siboga et de Natal nous manquent complètement.

Quant à Sumatra, les rapports de la chambre de commerce de Padang nous fournissent les chiffres suivants relatifs à la quantité de gutta-percha sortie de ce port : En 1879, 331 piculs; en 1880, 523 piculs; en 1881, 273 piculs soit en moyenne par année 375 piculs ou 23,500 kilogrammes. Cette gutta-percha provenait en partie des régions indépendantes des Battaks, en partie des régions supérieures de Padang. On ignore la quantité de gutta que ces dernières ont produite. D'après le rapport de l'Assistant Résident de L. Kotta's dressé sur l'invitation du Directeur des travaux publics, la quantité de gutta entrée à Kota Baroe dans le Pangkalan et exportée directement vers la côte orientale et Singapore est évaluée à 100 piculs ou 6,250 kilogrammes. La liste des échantillons avec éclaircissements et particularités envoyée par M. ten Brummeler à l'exposition d'Amsterdam laisse également dans l'obscurité le chiffre des produits exportés de Sumatra. Là nous trouvons bien un montant général de 105,812 kilogrammes de produits exportés des différents ports, mais ce chiffre n'est pas assez élevé parce qu'on ne mentionne pas les districts des Lampongs, Singkel et les plateaux supérieurs de Padang.

Ce chiffre de 105,812 kilogrammes présenté par M. ten Brummeler, auquel il faut ajouter la moyenne d'exportation de Padang estimée à 23,500 kilogrammes et celle de Pangkalan évaluée à 6,250 kilogrammes formant un total de 135,562 kilogrammes, ce chiffre, dis-je, ne peut représenter le chiffre total des produits exportés de Sumatra.

Quant à Bornéo, la valeur en argent de la gutta-percha exportée annuellement de Bandjermasin est estimée à environ 300,000 florins.

Les produits exportés de Sampit et de Kotaringin forment un ensemble estimé à 160,000 florins par an. Les négociants en gutta-percha des pays tributaires de Koetei, Sambalioeng, Goenaq Taboer, Peloengan y compris les contrées soumises de Pidoeng,

Pasir et Pegatan, soutiennent que l'exportation dépasse du double celle de Bandjermasin et par conséquent peut être évaluée à 600,000 florins par an. Par conséquent, l'exportation annuelle de Bornéo atteint une valeur de 1,050,000 florins. D'après le rapport de la factorerie, l'exportation des trois dernières années du Bandjermasin représente 1,103,740 kilogrammes; c'est une moyenne de 370,000 kilogrammes par an, tandis que la valeur financière a été évaluée à 300,000 florins. Par le calcul on obtient pour le prix du kilogramme, florins 0,80, et pour l'exploitation totale de Bornéo 1,312,500 kilogrammes.

Admettons maintenant qu'un arbre, non encore arrivé au maximum de son développement mais de grandeur moyenne (c'est actuellement le cas ordinaire), produise en moyenne 2/5 de katti ou 250 grammes de gutta, il faudra 5,250,000 arbres abattus pour fournir cette quantité de gutta-percha, par conséquent à Bornéo seul le nombre des arbres abattus est d'environ 5,250,000 par an. Si, en outre, on veut bien se rappeler ce qui a été dit plus haut, c'est-à-dire que chaque arbre abattu entraîne dans sa chute et anéantit d'autres arbres, on ne sera pas loin de la vérité en soutenant qu'à Bornéo 26,000,000 d'arbres sont annuellement anéantis au profit de l'exploitation de la gutta-percha.

Les chiffres ci-dessus indiquent que la gutta-percha, exportée de Bandjermasin est en moyenne de florin 0,80 le kilogramme ou de 50 florins le picul de 62 kil. 500 grammes. Ces chiffres (en admettant que le représentant de la factorerie les ait donnés exactement) paraissent trop bas et ne sauraient s'expliquer que par la qualité très-inférieure des guttas de Bandjermasin.

Parmi les quinze sortes de gutta-percha de Bornéo mentionnées dans la liste des échantillons envoyés par M. ten Brummeler à l'exposition internationale, six avaient une valeur n'atteignant pas 50 florins le picul; et de ces six sortes, d'après les notes de M. Schlimmer et d'autres, quatre au moins ne servent qu'à la falsification. Les sortes supérieures atteignent les prix suivants :

Gutta samboen (pure), 175 florins; gutta Samboen (mélangée d'écorce), 150 florins; gutta baringin, 165 florins (districts du sud et de l'est) ; 87 florins 50 (district de l'ouest) ; gutta docrian, 100 florins ; gutta njatoeh, 116 florins 50 ; gutta kolan, 116 florins 50 ;

Ces chiffres me donnent le droit de supposer que la valeur en argent des guttas-perchas exportées de Bandjermasin a été évaluée trop bas. Quoiqu'il en soit la factorerie ne nous fait pas connaître la valeur précise de la gutta-percha supérieure, ce qui serait pour nous de la plus haute importance.

Le compte rendu suivant a plus de signification. On sait, (et c'est ce que confirme le rapport de la factorerie) que la gutta de Bornéo est expédiée à Singapore. Dans le *Singapore Exchange Market Report* du 22 juillet 1883, cette gutta, en grande partie originaire de Bornéo et de Sumatra, puisque Singapore n'en produit plus, et que le peu qui vient de Malacca ne peut entrer en ligne de compte est cotée sous les trois rubriques suivantes :

First quality, 80 à 105 dollars ; *Medium,* 35 à 82 dollars ; *White,* 18 à 40 dollars.

Ce bas prix de 18 dollars pour la plus mauvaise gutta s'accorde avec le prix moyen du produit exporté de Bandjermasin.

La première qualité (*first quality*) est celle qui est désignée par les négociants anglais sous le nom de gutta tuban ou gutta tuban mérah et que l'on croit produite par le *Dichopsis gutta.* J'ai déjà amplement démontré que c'est une erreur, puisque le produit de cet arbre ne se trouve plus dans le commerce, et que la gutta, connue sous ces noms indigènes, provient en réalité du njatoeh balam tembaga ou *Dichopsis oblongifolia.*

Quant aux prix de la gutta sur le marché européen, je ne puis pour le moment les établir que d'après deux données dont je parlerai bientôt. Ces deux données démontrent que les prix sont plus élevés en Europe qu'à Singapore.

La valeur commerciale de la gutta première qualité à Singapore peut être plutôt prise comme base pour calculer la valeur financière de la gutta, provenant d'un arbre adulte que celle du produit exporté à Padang (120 à 140 florins le picul) et à Bandjermasin.

Nous avons démontré qu'un njatoeh balam tembaga de 1 mètre 25 de circonférence et ayant atteint probablement 25 ans, donne environ 2 kattis ou 1,250 grammes de suc laiteux, qui, suivant le prix de 100 dollars pour la première qualité à Singapore, a une valeur de 5 florins. Ce prix n'est certainement pas trop élevé, au contraire, je suis convaincu qu'il doit être adopté comme minimum. Jusqu'à présent aucun industriel n'a acueilli avec confiance l'échantillon de gutta qui lui a été présenté. L'expérience lui a appris que les produits les plus différents lui sont offerts sous le même nom ou réciproquement, le même produit sous divers noms. Il sait en outre que la gutta présentée au marché n'est maintenant presque jamais pure. Les mélanges d'ailleurs, sont difficiles à reconnaître à première vue, on ne s'en aperçoit que plus tard. Il est également imposible de classer les échantillons d'après leurs propriétés. « La seule classification qui existe, dit Beauvisage, est celle du prix qui ne saurait nous éclairer en rien, parce qu'il est essentiellement variable et qu'il n'est en rapport ni avec l'origine botanique, ni même trop souvent avec la qualité réelle de la marchandise. Je me contenterai donc de dire que les prix de gros des diverses guttas-perchas à Paris paraissent s'échelonner actuellement entre 1 fr. et 12 fr. 50 le kilogramme. »

Une telle défiance, on le comprend, doit exercer sur le commerce une influence ou plutôt une perturbation énorme. Cette défiance, inspirée aux industriels d'Europe sur la valeur des produits importés, ne pourra disparaître que lorsqu'un produit de première qualité digne de confiance, passera dans le commerce sous un nom fixe et reconnu. On peut en ce cas prédire que les prix augmenteront. La première qualité, selon l'assertion de M. Beauvisage, se vend à Paris 12 fr. 50 le kilogr., ce qui fait revenir le picul à environ 390 florins hollandais c'est-à-dire trois fois autant que le prix d'exportation à Padang. La gutta balam bringin qui passe parmi les sortes de Sumatra pour être la seconde en qualité et vaut florin 0,80 a, selon Beauvisage, une valeur de 75 dollars à Paris.

Telles sont les deux données que je puis soumettre au lecteur, pour lui démontrer que les prix sur le marché européen sont plus élevés que ceux de Singapore. Les calculs précédents prouvent en outre que, dans une plantation régulière de ces arbres à gutta et avec une méthode sensée d'exploitation où l'on épargnerait le producteur, chaque million d'arbres, après un laps d'environ vingt-cinq années, donnerait pour 5,000,000 de florins de gutta. Dans le cas où l'arbre aurait donné en une fois tout le suc renfermé dans son écorce (la question de savoir si l'arbre pourra supporter une telle opération étant mise à part), on peut hardiment avancer qu'il faudra à l'arbre quelques années de repos pour reformer son écorce, avant de subir à nouveau d'abondantes incisions. On pourrait d'autre part suivre une autre méthode en partageant en cinq années l'extraction de la gutta, se contenter, par exemple d'inciser chaque année un cinquième du contour de l'arbre qui ne donnerait alors qu'un florin par an, mais dans ce cas on aurait plus de chance de pouvoir appliquer, la sixième année, de nouvelles incisions sur cette partie du contour où on les aurait pratiquées cinq années auparavant. C'est ainsi que sans interruption les producteurs pourraient être sans perte livrés à l'exploitation et chaque million d'arbres donnerait un revenu d'un million de florins.

Une dernière observation. Le manque de données nous empêche de savoir le nombre d'années dont un arbre à gutta a besoin pour reformer son écorce aux endroits des incisions et pour la formation d'un nouveau suc.

Il est probable que la période de cinq années, que nous avons indiquée, sera trouvée trop longue et que deux ou trois années suffiront. Dans ce cas la production annuelle de l'arbre montera de 1 florin à 1,70 ou 2,60.

MESURES RÉGLEMENTAIRES

POUR L'EXPLOITATION DES ARBRES PAR L'INDIGÈNE.

Après tout ce que nous avons dit relativement à l'exploitation insensée et destructive des arbres à gutta, il n'y a pas besoin d'autre argumentation pour convaincre le lecteur que dans un laps de temps très-court, cet arbre précieux des forêts des Indes néerlandaises et anglaises appartiendra au passé. Des millions de ces producteurs qui, par une culture réglée et une méthode rationnelle, pourraient devenir une riche source de revenus pour nos colonies, sont annuellement détruits, sans qu'une main vigoureuse s'oppose à leur destruction totale. Cette incurie est poussée si loin que la génération actuelle des chercheurs de gutta ne connaît plus les fruits et les graines de ces arbres, tant sont rares les sujets arrivés à l'état adulte. Il ne reste plus à exploiter que des arbres qui auraient besoin de plusieurs années encore pour donner des fleurs et des fruits; déjà dans plusieurs districts de la côte occidentale de Sumatra où le vandalisme a été pratiqué sur une large échelle, la population indigène a dû renoncer à une exploitation qui ne la payait plus de ses efforts. On dira bientôt de Sumatra, ce qu'il y a plusieurs années déjà on dut dire de Singapore : le dernier arbre à gutta a été abattu.

A Malacca l'exploitation devra également bientôt cesser : on n'y trouve plus de grands exemplaires, et dans peu de temps, il en sera de même de Bornéo.

Plusieurs fois des voix se sont fait entendre pour appeler l'attention sur ce point capital; plusieurs fois il a été démontré qu'une surveillance rigoureuse était nécessaire; on a même insisté pour que le Gouvernement colonial prît des mesures énergiques pour arrêter la destruction de ces producteurs précieux. A plusieurs reprises le Gouvernement s'est adressé à ses contrôleurs pour les inviter à donner leur opinion, à savoir, s'ils pouvaient forcer l'indigène à exploiter l'arbre sans le détruire et par une culture régulière empêcher que la forêt fût privée de ce précieux produit.

Les fonctionnaires sans exception ont exprimé leur désir de voir appliquer des mesures de ce genre; toutefois ils étaient convaincus que l'application de ces mesures protectrices était, pour ainsi dire, impossible, du moins dans ces contrées pauvrement peuplées, où les bois renfermant l'arbre à gutta se trouvent à d'énormes distances des régions habitées.

Il ne fut donc pris aucune mesure réglementaire contre le mode d'exploitation employé par l'indigène, et en admettant la difficulté de faire observer des dispositions réglementaires, je doute fort que de telles mesures eussent amené le résultat désiré.

La conservation de l'arbre dans les bois par l'ensemencement des graines et la surveillance par l'indigène des plantules qui en proviendraient, en cas qu'il pût s'en trouver, seraient encore impossibles à cause de la rareté des exemplaires portant des fruits. Quant à récolter le produit en épargnant l'arbre, l'indigène à mon avis ne s'y résoudrait pas de sitôt. Voici pourquoi. Un chercheur de gutta après avoir employé beaucoup de temps et de peine pour se rendre l'arbre accessible, n'est pas sûr que, les années suivantes, une récolte productive récompensera ses efforts. Il ne peut compter que l'année suivante il recueillera les fruits de son travail; peut-être un autre lui enlèvera-t-il le suc précieux avant le jour qu'il aura fixé lui-même pour faire sa récolte. Cette incertitude le fera plutôt renoncer à son travail et chercher d'autres manières de gagner sa vie. L'exploitation de la gutta n'est guère lucrative pour lui, un arbre lui rapporte tout au plus 0,20 cents (de florin) et certainement il ne pourra pas abattre trois arbres par jour. Du reste c'est la partie la plus pauvre de la population qui se livre en général à ce travail.

Voilà les différents causes qui rendent vaines les mesures prises contre l'exploitation actuelle des arbres à gutta.

Selon moi il n'y a qu'un moyen pour empêcher que dans un très petit nombre d'années la gutta-percha cesse d'être un produit colonial d'exportation pour l'Europe, ce moyen, c'est la culture réglée.

CULTURE RÉGLÉE.

C'est au nom du Gouvernement que doit se faire la culture de l'arbre à gutta et cette culture doit être confiée à une personne compétente.

Depuis bien des années la nécessité d'une culture réglée a été démontrée. On ne s'est même point borné à argumenter, car il y a trente ans qu'on a essayé en petit, pour le compte du Gouvernement, un certain nombre d'expériences qui n'ont pas amené le résultat qu'on attendait. C'est ainsi qu'à Soekadana, à Pontianak, à Mampawa et plusieurs fois à Sambas, toutes les tentatives ont échoué. A Pontianak le terrain était trop bas et marécageux : les jeunes plantes mouraient en très peu de temps, il en fut de même à Soekadana, à Mampawa, à Sambas. La cause de tant d'échecs doit être cherchée dans l'insuffisance des notions que l'on avait sur l'arbre lui-même et sur les conditions nécessaires à son développement. On s'imaginait que l'arbre à gutta de Bornéo était le même que celui qu'on avait trouvé à Singapore; et cependant on n'ignorait pas que ce dernier occupait un tout autre terrain, ce qui devait être un motif suffisant pour douter de leur identité. On savait que l'*Isonandra gutta* n'avait été trouvé dans les environs de Singapore qu'au pied des collines dans des terrains bas et d'alluvion, tandis qu'on n'ignorait pas que la plante de Bornéo ne se rencontre jamais dans de pareilles stations.

Il en a été de même des njatoeh, dont nous avons parlé, apportés de Bornéo par le lieutenant-colonel Andreissen et plantés dans le Jardin botanique. Teysmann les fit transporter dans les résidences de Bantam et des Préanger à des altitudes de 1,000 pieds au-dessus du niveau de mer. Ces plantes, depuis cette époque, auraient pu parvenir à l'état adulte; en dépit de mes efforts, je n'ai pu savoir pour la majeure partie d'entre elles ce qu'elles sont devenues. Des 2,000 plants de Bornéo, 400 ont été expédiés au contrôleur de Poerwokerto, 384 sont arrivés à bon port, et 77 ont seuls survécu. Ces derniers sont maigres et chétifs; l'Assistant Résident actuel attribue leur mauvais état au peu d'altitude du terrain. (300 pieds environ au-dessus de la mer).

Si les cultures à Bornéo avaient été confiées à une personne qui eût connu le terrain dont cet arbre a besoin pour son développement on ne serait point arrivé à de si tristes résultats; de même si le Gouvernement avait confié, à Java, à un spécialiste la culture des 2,000 njatoeh, on serait à l'heure présente en possession d'une plantation d'arbres à gutta de la meilleure espèce. Cette plantation aurait pu devenir considérable, car la personne chargée d'inspecter cette culture n'aurait rien épargné pour étendre la plantation en se procurant de nouvelles graines. Il y a trente ans, il eut été possible de se procurer en abondance des graines mûres, mantenant cela est bien difficile, j'en ai expliqué plus haut les raisons.

Les expériences faites sur les producteurs de la gutta-percha dans les plateaux supérieurs de Padang ont eu pour résultat de faire connaître les espèces qui peuvent livrer au commerce un produit de première qualité.

On connaît maintenant les conditions de leur croissance et de leur développement et l'on peut affirmer en même temps que l'on obtiendra petit à petit une quantité de graines suffisante pour les propager largement.

Il est donc plus que temps, à mon avis, que le Gouvernement se charge de la culture de ces précieux producteurs, car il ne faut pas compter sur les plantations dirigées par les particuliers.

Ceux-ci doivent voir s'écouler un grand nombre d'années avant de jouir de la rente de leur capital ; le Gouvernement seul peut attendre et leur donner l'exemple. Si plus tard la culture devient lucrative, ce à quoi on peut s'attendre par suite de la hausse des prix et des nombreuses commandes venues d'Europe quelques particuliers se mettront peut-être aussi à l'œuvre. Il est hors de doute que la culture de la gutta-percha deviendra pour nos colonies et notre commerce une source abondante de revenus. Il n'y a point à craindre qu'après vingt-cinq ans, lorsque les plantations du Gouvernement commenceront à produire et que l'exportation de Bornéo, de Sumatra et d'autres îles n'aura pas encore cessé que le marché soit surchargé de cet article. D'abord, après vingt-cinq ans l'exportation de ces îles aura considérablement diminué et la demande de ce produit, devenu indispensable à l'industrie, en raison des nombreux usages que l'on peut en faire, aura augmenté. Une culture établie au compte du Gouvernement sur des terrains convenables peut se faire sans frais considérables. Il s'agit tout d'abord de choisir dans les bois de vastes clairières où puisse circuler largement la lumière pour favoriser le développement des plantes et où l'on trouve en même temps assez d'humidité et d'ombre pour protéger les jeunes plants contre le desséchement. A mesure qu'ils se développeront, on pratiquera dans le bois de nouvelles éclaircies, on étendra les plantations au moyen de plantules, ou bien, si finalement cela se trouve être possible, par des boutures.

Le succès de l'entreprise sera assuré, si elle est confiée à une personne chargée spécialement de tout ce qui concerne la culture de ces arbres et qui soit en état, en se procurant des graines et des jeunes plantes de toutes sortes, d'en propager aussi promptement que possible la culture.

Il sera également nécessaire que la personne en question soit un botaniste afin de pouvoir examiner et décrire, au point de vue scientifique, les arbres à gutta-percha indigènes dans notre archipel et encore inconnus jusqu'ici et que, ainsi, elle soit en état d'augmenter le nombre des arbres cultivés aux frais du Gouvernement en y joignant la culture d'autres espèces de bonne qualité. En outre, elle songera aux moyens propres à obtenir une exploitation rationnelle et à augmenter à peu de frais la quantité du produit sans que le producteur en souffre, etc.

Alors seulement une telle entreprise pourra fournir des résultats satisfaisants.

Le partage des graines entre les différents districts de notre immense colonie, leur envoi à divers fonctionnaires pour que ceux-ci se chargent de les élever au milieu d'autres espèces de végétaux, font courir aux jeunes plantes de grands dangers et et aboutissent à un résultat négatif.

En effet, ces plantes, confiées à divers contrôleurs, subiront dans chaque district une culture particulière et différente ; et il y a tout à parier qu'après quelques années ces nouveaux essais n'auront pas produit de résultats et alors il sera trop tard pour établir une culture réglée de l'arbre à gutta-percha.

Arrivé à la fin de ce rapport concernant les espèces d'arbres produisant la gutta-percha dans les plateaux supérieurs de Padang, rapport dans lequel j'ai passé en revue la culture en question, l'exportation du produit, sa valeur et ses prix, je voudrais avant de finir faire connaître aux intéressés cinq espèces d'arbres à gutta-percha qui ont toutes paru produire un suc d'excellente qualité.

En premier lieu : Le *Dichopsis oblongifolia,* décrit plus haut, qui, dans diverses zones de nos colonies, fournit un produit, exporté sous différents noms et connu sur les marchés européens sous la désignation de gutta taban, gutta taban merah, etc. J'en ai rapporté 75 jeunes plants de Sumatra ; ils se trouvent maintenant dans le Jardin botanique, soumis à une culture régulière, et seront bientôt transplantés en plein champ pour s'y développer à l'aise.

Nous recevrons dans quelques jours une grande quantité de graines de cet arbre, soit des plateaux supérieurs de Padang, soit par l'intermédiaire de l'Assistant Résident de Poerwokerto (1).

---

(1) Contrairement à notre attente, le jardin de Buitenzorg n'a pas réussi à obtenir des graines du Dichopsis oblongifolia. (juillet 1884).

En second lieu : le *Payena (Keratophorus) Leerii (Hassk.)* ou njatoeh balam bringin. Nous en attendons aussi une quantité considérable de graines, aussi bien des régions de Padang que de Banka. Dans quelques jours les deux arbres que possède le Jardin botanique porteront des fruits mûrs.

En troisième lieu : Le *Dichopsis gutta Benth.*, qui, il y a trente ans, a été transporté de Singapore au jardin de Buitenzorg, et qui cette année a fourni de nombreuses graines dont 350 sont maintenant à germer.

En quatrième lieu : Le *Dichopsis spec.* de Pontianak. Cet arbre cultivé dans le Jardin botanique, appartient à une autre espèce, et sera décrit dans quelques mois dans les *Annales du Jardin botanique*. Nous avons en ce moment 80 graines germinantes de cet arbre qui fournit un excellent produit.

En cinquième lieu : Le *Dichopsis spec.* C'est une espèce inconnue qui vient de Banka et appartient au même genre. L'arbre porte maintenant des fruits qu'on pourra sous peu recueillir. Plus tard en paraîtra aussi la description.

Ces cinq espèces donnent un produit de haute valeur et méritent la plus grande attention ainsi qu'une culture minutieuse.

Les produits fournis par le *Dichopsis oblongifolia*, le *Dichopsis gutta* et le *Dichopsis* de Pontianak me paraissent avoir des propriétés semblables. Celui du *Dichopsis* de Banka a plus de rapport avec celui du *Payena Leerii*.

Enfin, il y a au jardin de Tjikeumeuk près de Buitenzorg une plantation considérable d'une espèce d'arbres à gutta-percha appelés aussi njatoeh dont le Directeur du Jardin botanique a reçu un grand nombre de graines, grâce à l'obligeance du résident Ecoma Verstege, je doute cependant que ce produit puisse être compté parmi ceux d'une qualité supérieure. J'ai aussi apporté de Sumatra *(Padangsche Bovenlanden)* des graines de deux espèces inconnues : njatoeh balam gloegoer et njatoeh soegi-soegi. Le produit de ces espèces est de qualité inférieure, elles ont plus de valeur au point de vue botanique qu'au point de vue pratique ; deux exemplaires en sont mis au Jardin botanique.

Le Directeur du Jardin botanique se propose d'établir au jardin de Tjikeumeuk des plantations de ces cinq premières espèces chacune de 200 exemplaires. De cette façon on pourra disposer plus tard d'un nombre considérable de plantes, pouvant produire annuellement une grande collection de graines.

Celles-ci serviront alors tant à étendre les plantations du Gouvernement qu'à être mises à la disposition des particuliers qui voudraient s'adonner à la culture des arbres à gutta-percha.

Le jardin possède en ce moment un nombre de graines du *Dichopsis gutta* plus considérable qu'il n'est nécessaire pour faire les essais de culture ; dans quelques semaines il en sera de même des espèces *Payena (Keratophorus) Leerii* et *Dichopsis oblongifolia.*

Nous émettons le vœu que des terrains soient choisis aussitôt que possible pour la création de ces cultures aux frais du Gouvernement

Buitenzorg, 10 janvier 1884.

W. BURCK.
Directeur adjoint du Jardin botanique.

www.ingramcontent.com/pod-product-compliance
Lightning Source LLC
LaVergne TN
LVHW050435160826
845677LV00002BA/713